CANNABIS Y CBD

PARA LA SALUD Y EL BIENESTAR

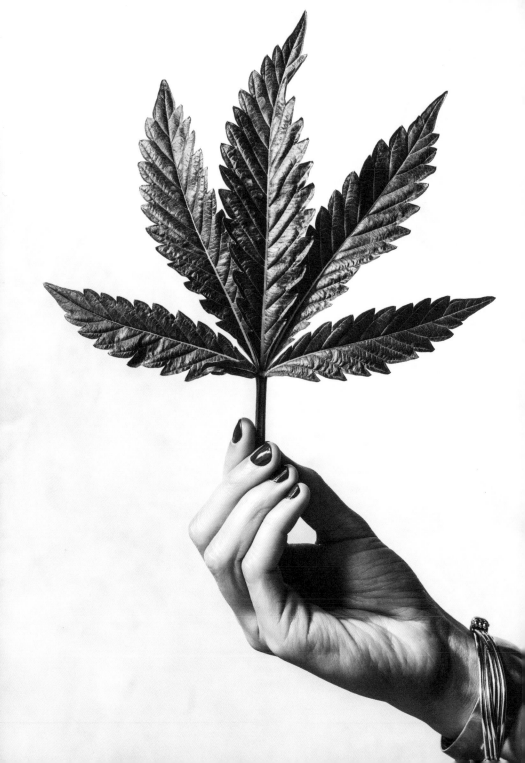

CANNABIS Y CBD

PARA LA SALUD Y EL BIENESTAR

Una guía esencial para aliviar el estrés, la ansiedad, la inflamación, el dolor crónico y mucho más

ALIZA SHERMAN
Y LA DRA. JUNELLA CHIN

FOTOGRAFÍAS DE ERIN SCOTT

Traducción del inglés de Fernando Mora

editorial Kairós

Aliza: a Myron y Lucy Sherman. Desearía que estuvieseis aquí.

Junella: a mi dulce esposo, mi mejor amigo, mi media naranja. Me has ayudado a mirar las cosas con tus ojos.

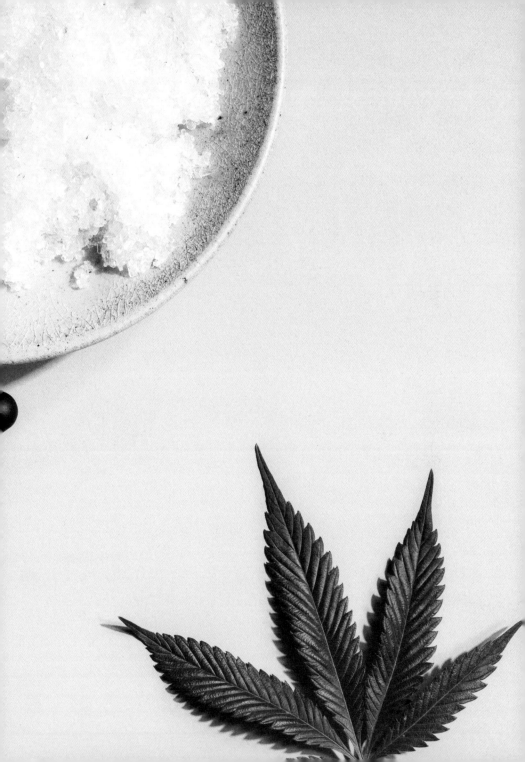

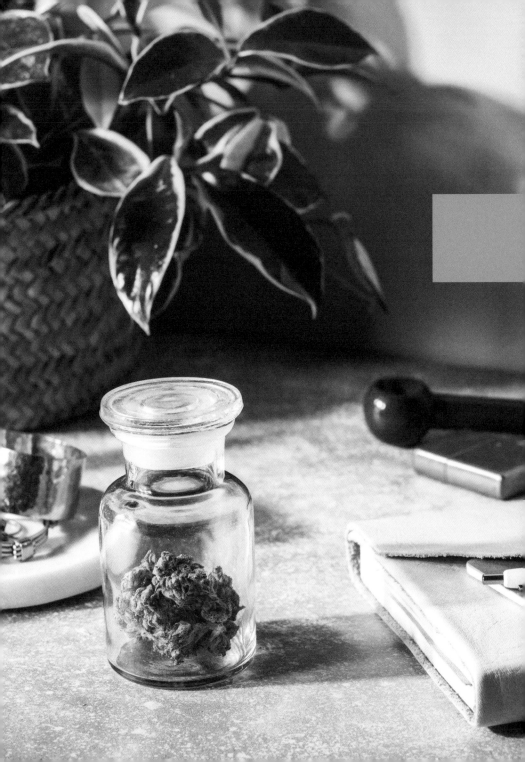

Sumario

> "La primera mañana que me di cuenta de que había dormido ocho horas ininterrumpidas sin dolor, lloré aliviada y pensé: «¿Por qué la gente no sabe esto?».
>
> **ALIZA**

Introducción

Estamos aquí para decir que el cannabis es medicinal. Las pruebas recopiladas acerca de sus beneficios terapéuticos son sumamente positivas. En muchos países están llevándose a cabo investigaciones sobre el cannabis –incluido el cannabidiol, o CBD, contenido en el cannabis–, y algunas incluso están teniendo lugar en los Estados Unidos. Los resultados, sumamente prometedores, no hacen sino apoyar las afirmaciones de que el cannabis puede ser utilizado para reducir la inflamación, aliviar el dolor, siendo de inestimable ayuda para las personas que padecen dolencias que van desde la epilepsia y el síndrome de Tourette hasta la enfermedad de Crohn, la esclerosis múltiple y la artritis reumatoide.

Y, sin embargo, el gobierno federal de los Estados Unidos sigue considerando ilegal el cannabis, razón por la cual somos muchos los que sentimos cierta inquietud a la hora de investigar sus posibles beneficios para la salud. ¿Ha mirado de soslayo el lector cuando ha sacado este libro de la estantería de su librería o de la biblioteca pública? ¿O tal vez lo adquirió *online* para evitar miradas indiscretas o de desaprobación? Si lo hizo, no está solo.

A muchos de nosotros nos han enseñado que el cannabis es malo y peligroso, y asociamos la *maría* con drogadictos, la *hierba* con *hippies* y la *marihuana* con delincuentes. Por fortuna, las actitudes sobre el cannabis, y el CBD en particular, están cambiando. Según el Pew Research Center, el 62% de los estadounidenses afirman que el uso de cannabis debería ser legalizado.* Es muy probable que el lector ya perciba en los medios de comunicación más interés humano y más noticias relacionadas con el cannabis y el CBD, desde comidas elaboradas con cannabis hasta productos de belleza hechos con CBD.

* Según datos del ICEERS, antes de noviembre de 2019, el 84% de los españoles apoyan la legalización terapéutica del cannabis mientras que el 47,2% apoya la legalización terapéutica y recreativa. [*N. del Editor.*]

Dependiendo del estatus legal del cannabis y el CBD en cada estado y país, nos sentiremos más o menos seguros al explorar uno de ellos o ambos para promover nuestra salud y bienestar. Si vivimos en un país que aún no ha legalizado el consumo del cannabis, podemos hacer lo que esté en nuestra mano y prepararnos para cuando se legalice, o para cuando visitemos un lugar en el que esté permitido el consumo recreativo para adultos.

El cannabis puede utilizarse, con la debida orientación por parte de un profesional médico, para sustituir determinados productos farmacéuticos, tales como ansiolíticos, inhibidores selectivos de la recaptación de serotonina (ISRS) para la depresión y opiáceos para tratar el dolor.

> **El cannabis cambió el rumbo de mi vida. No hubiese podido terminar la carrera de medicina y convertirme en médico de no haber sido por el tratamiento con cannabis.**
> **DOCTORA JUNELLA CHIN**

Si vive en un país en el que no se permite a los médicos recetar tratamientos con cannabis, siempre puede buscar *online* médicos naturópatas, terapeutas holísticos que estén más abiertos a recomendar medicinas alternativas, o herbolarios especializados en fitoterapia. Compruebe también en internet si hay servicios como asesoramiento sobre el cannabis y revise el currículum de los consejeros. Algunos nutricionistas y otros profesionales de la salud ofrecen en la actualidad servicios de consultoría relacionados con el consumo. Tenga siempre mucho cuidado antes de sustituir con cannabis o CBD cualquier medicamento que le hayan recetado.

Ambas llegamos al cannabis siendo mujeres que experimentaban un dolor debilitante y que estaban llenas de dudas y temores sobre su consumo. Y, con el tiempo, ambas cambiamos de opinión sobre el cannabis porque nos sirvió de ayuda.

Nuestro objetivo al escribir este libro es contribuir a eliminar los estigmas asociados con el cannabis para que otras personas, como usted, por ejemplo, puedan disfrutar de los beneficios para la salud y el bienestar derivados de esta antigua planta medicinal. Le ofreceremos consejos y directrices para que empiece a utilizar el cannabis y el CBD por su cuenta, aunque le recomendamos que consulte a un profesional sanitario o a un asesor de cannabis con el fin de obtener la información más actualizada y adaptada a sus necesidades específicas. Pero, en primer lugar, explicaremos lo que nos condujo hasta el cannabis.

TESTIMONIO DE JUNELLA

A los quince años, me diagnosticaron espondilitis anquilosante (AS, por sus siglas en inglés), un tipo de artritis progresiva que afecta a la columna vertebral, pelvis, caderas y espalda, y que causa rigidez extrema y dolor nervioso.

Pasé mi juventud probando tratamientos convencionales –epidurales, narcóticos, relajantes musculares, acupuntura, fisioterapia–, pero el dolor no me daba tregua. Cuando me matriculé en la Facultad de Medicina, en San Francisco, tenía dificultades para permanecer de pie durante largos periodos en el quirófano. Uno de los médicos presentes se dio cuenta de ello y se interesó. Le dije que tenía AS, pero que no podía tomar los medicamentos que necesitaba para aliviarme mientras cumplía mis turnos o asistía a una cirugía de reemplazo de cadera de cuatro horas, porque me producían sueño y confusión.

Y ahí me encontraba yo, en un hospital rodeada de grandes inteligencias médicas, pero desanimada al ver que nada podía mitigar mi dolencia. El médico que me atendió me llevó aparte y me dio un frasco que contenía una tintura. «Esto es marihuana –me dijo–, pero no te colocará.»

No lo llamó aceite de CBD, sino que solo me comentó que era un tipo diferente de planta de cannabis. Aunque me sentí un tanto avergonzada, también estaba desesperada. Como estudiante de medicina, entrenada para ser médico, mi primer pensamiento fue: «¿Me está ofreciendo marihuana? ¿Quiere convertirme en una drogadicta?». No sabía qué pensar de aquella botellita marrón que olía como una mezcla de alcohol, perro mojado y hierba. Para mi sorpresa, la tintura funcionó muy bien. El dolor y la inflamación provocada por mi artritis disminuyeron drásticamente, mi espondilitis anquilosante dejó de progresar y mi salud musculoesquelética mejoró.

Aunque California legalizó la marihuana medicinal en el año 1996, no me atreví a decirle a nadie que la estaba utilizando. Yo era una médica joven y no quería poner en peligro mi carrera. Pero, una vez recuperé mi salud, decidí aprender más sobre el cannabis y sobre el modo en que ayuda a controlar el dolor y mejorar la salud y el bienestar general de la gente.

Tras haber padecido tanto tiempo aquel dolor, sé lo que se siente cuando uno le dice a su médico: «Lo he intentado todo, pero nada me ha ayudado».

TESTIMONIO DE ALIZA

Cuando, en 2016, escuché por primera vez hablar del uso no adictivo del cannabis para aliviar el dolor y combatir el insomnio, mi primer pensamiento fue: «Si es tan eficaz, entonces, ¿por qué el gobierno lo prohíbe?». Como mucha otra gente, creía que el cannabis era peligroso y que el motivo de que fuese ilegal era para protegernos. Aunque, cuando comencé a investigar sus beneficios terapéuticos cerca de siete estados ya lo habían legalizado, tenía miedo de probarlo. Sin embargo, al mismo tiempo, albergaba la esperanza de que funcionase en mi caso.

A mis cuarenta y muchos años, y tras soportar la inmovilidad de los hombros y algunos años de fisioterapia, cuando cumplí los cincuenta tenía un dolor de cuello casi constante que mis médicos atribuían a mis largos años de uso del ordenador. El dolor no me dejaba dormir por la noche y limitaba mi movilidad. El día que fui incapaz de girar la cabeza mientras conducía para mirar al cambiar de carril, supe que tenía que hacer algo para solucionarlo.

También me sentía como una bomba de relojería, a punto de explotar debido a la falta de sueño y la irritación nerviosa. A pesar de mis problemas de salud, me costó algún tiempo considerar el cannabis como una medicina alternativa que podría funcionar en conjunción con la homeopatía, la atención quiropráctica y la acupuntura, a la que recurría con frecuencia para mitigar el dolor.

Cuando, por fin, una noche, acopié el valor suficiente para probar el cannabis, lo primero que hice fue moler una flor de índica (una variedad que produce efectos relajantes) que había comprado en una tienda legal de cannabis y traté de vaporizarla (inhalar vapor versus fumar) con un vapeador. Y, tras consumir tan solo una mínima cantidad, sentí de inmediato que remitía el dolor agudo en mi cuello. Por primera vez en más de un año, dormí toda la noche y me desperté despejada y descansada.

Una vez que experimenté que el cannabis era una medicina eficaz que no tenía efectos secundarios negativos, supe que debía aprender más acerca de él, con la esperanza de ayudar a otras personas que estuviesen pasando por un proceso similar. Sigo siendo muy cauta acerca del consumo del cannabis, e incluso a la hora de hablar de ello, pero, cuanto más oigo decir a la gente que el cannabis les ayuda y que su vida ha cambiado a mejor, más segura me hallo de estar haciendo lo correcto.

EN ESTE LIBRO

Nuestro propósito es guiarle en su viaje hacia el bienestar mediante el uso del cannabis, o ayudarle a que sea usted mismo quien oriente con confianza a un ser querido. Con el tiempo hemos aprendido, gracias a nuestras experiencias personales y haciendo lo que teníamos que hacer, que nuestros temores relacionados con el cannabis eran infundados. El capítulo 1 contiene una breve historia del cannabis y, además, en él describimos por qué y de qué modo fue vilipendiado, arrojando algo de luz sobre cómo la posesión y el uso de una planta medicinal tan versátil terminó convirtiéndose en un delito.

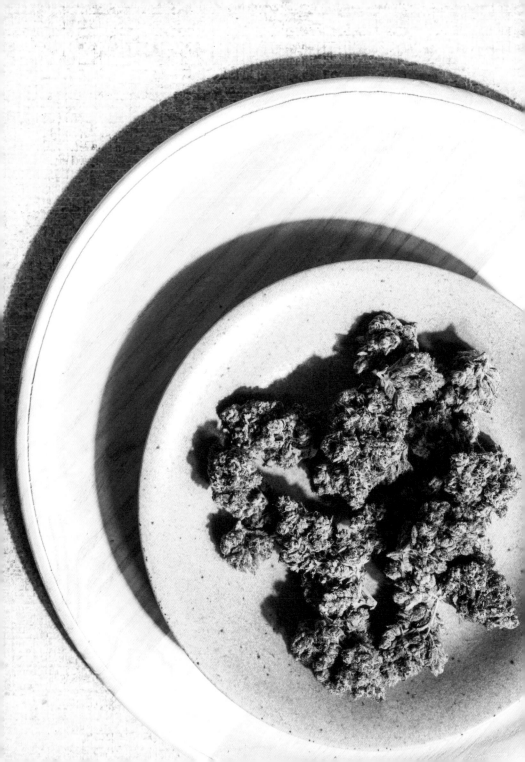

No es necesario ser científico o médico para comprender la ciencia que subyace a los motivos de por qué el cannabis es una medicina eficaz. En los capítulos que van del 2 al 5, desglosamos los componentes de la planta y de qué manera interactúan con nuestro cuerpo, a menudo basándonos en estudios científicos llevados a cabo en países como Canadá, España, Países Bajos e Israel, donde la investigación del cannabis es legal.

En los capítulos 6 y 7, explicamos las diferentes modalidades de cannabis, desde su forma como una planta natural hasta los extractos e infusiones. También profundizamos en los distintos modos en que es posible consumirlo: inhalación, ingestión y uso tópico. En el capítulo 8, abordamos la cuestión de la dosificación, en particular el uso de pequeñas cantidades o *microdosis*.

En los capítulos del 9 al 12, describimos las afecciones específicas, crónicas y agudas, que pueden tratarse de manera eficaz con el cannabis. Y, a continuación, lo llevamos literalmente a casa, donde explicamos, en el capítulo 13, cómo guardar el cannabis en nuestro botiquín para mejorar la salud y el bienestar de nuestra familia.

Imaginamos que algún día, en un futuro no muy lejano, el cannabis será legal en casi todos los países y será tan fácil de acceder a él como los remedios con plantas y los medicamentos de venta libre que utilizamos regularmente. El dicho «el conocimiento es poder» es enteramente cierto en lo que concierne al cannabis y el CBD, puesto que una mejor información sobre ambos productos ayudará a disipar los mitos y a eliminar los estigmas.

Este libro es el principio de una nueva perspectiva sobre la salud y el bienestar y de una apreciación más adecuada de los aspectos curativos del cannabis y el CBD. Nos complace compartir con los lectores información precisa y clara sobre el cannabis y esperamos que a su vez compartan este libro con sus conocidos. Cualquiera puede beneficiarse de una salud optimizada. Y, cuanto más natural sea esta, ¡mejor!

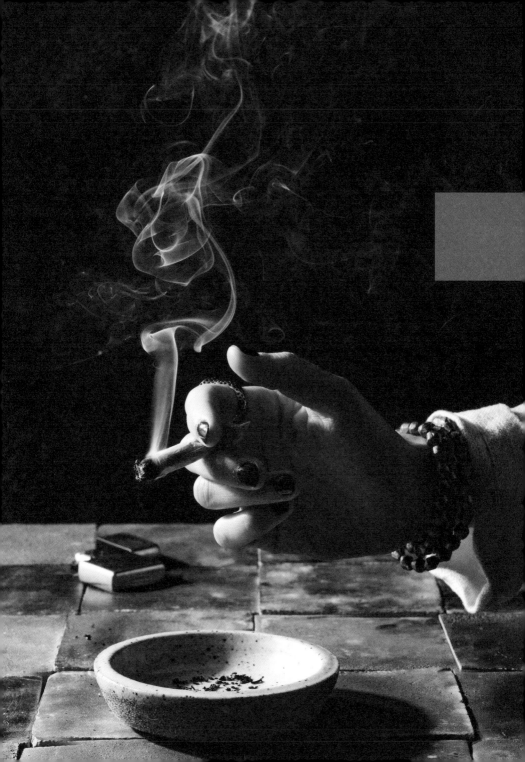

CAPÍTULO 1

Breve historia del cannabis

Cuanto más aprendemos sobre el cannabis y los motivos por los que fue prohibido en los Estados Unidos, más nos damos cuenta de que la deshonestidad –y la codicia– nos ha abocado a las complejas leyes que tenemos hoy en día. Existen enormes discrepancias entre lo que nos dicen nuestros legisladores y lo que la ciencia y la experiencia afirman al respecto. No obstante, son varios los estados que han trabajado individualmente para revocar la legislación incumplida y devolver el acceso al cannabis a la gente, en especial a las personas que más lo necesitan para su salud y bienestar.

¿Cómo es que tantos de nosotros hemos llegado a una situación en la que teníamos –o tenemos– miedo del cannabis y de todo lo que este representa? ¿Por qué hemos creído en la definición equivocada de la marihuana como droga de entrada a otras sustancias? Para entender esta desafortunada evolución, tenemos que retroceder en el tiempo, primero para explorar cómo se ha utilizado el cannabis a lo largo de los siglos y, luego, para examinar las manipulaciones que llevaron a prohibirlo al gobierno de los Estados Unidos.

LA MARIHUANA COMO ANTIGUA PLANTA CURATIVA

El cannabis fue utilizado por primera vez por las civilizaciones antiguas en rituales espirituales y religiosos y como planta medicinal. Se sabe que las primeras plantas de cannabis proceden de Asia Central, en especial de Mongolia y de Siberia meridional. Los registros de las civilizaciones arcaicas muestran evidencias de que los seres humanos consumían cannabis de varias maneras, entre ellas:

1 Quemándolo e inhalando el humo

2 Triturado y mezclado con otras hierbas para confeccionar cataplasmas, bálsamos o ungüentos

3 Cocinándolo y destilándolo para elaborar tónicos o bebidas

Veamos ahora una cronología del uso del cannabis, que va desde el más remoto pasado hasta épocas más recientes. Debemos tener en cuenta que las prácticas que siguen no son necesariamente recomendables hoy en día.

1800 a.C. En las tabletas sumerias y acadias se hace referencia a una planta, que, según se cree, era cannabis, utilizada para los ataques epilépticos.

1700 a.C. Los papiros Ramesseum, un texto médico egipcio, describen el uso de cáñamo para tratar enfermedades oculares.

1550 a.C. Un antiguo documento médico egipcio, llamado papiro Ebers, menciona el uso del cannabis para reducir la inflamación. El documento recomienda, además, moler cannabis y mezclarlo con miel para «enfriar el útero y eliminar el calor». Las mujeres egipcias también utilizaban medicinalmente el cannabis para «curar la ira y la tristeza».

1213 a.C. Se cree que el faraón egipcio Ramsés el Grande utilizó el cannabis. En la década de 1980, los científicos descubrieron trazas de cannabis en sus restos momificados.

1000 a.C. Las prácticas ayurvédicas y árabes incorporaban el cannabis como afrodisíaco y analgésico. El *bhang*, una bebida tradicional india, es una mezcla de pasta de cannabis (confeccionada con toda la planta), leche, *ghee* y especias.

900 a.C. Según el historiador griego Heródoto, los escitas, nómadas del sur de Siberia, quemaban semillas de cáñamo para intoxicarse con el humo.

100 d.C. Un texto médico chino, conocido como *Shén Nóng Běn Cǎo Jīng*, o *Clásico de Materia Médica de Shén Nóng*, menciona los beneficios medicinales de las flores, semillas y hojas de la planta del cannabis.

200 d.C. En China, el cannabis se utilizaba como anestésico durante la cirugía. El cirujano Hua Tuo molía cannabis y lo mezclaba con vino para administrárselo a los pacientes.

800 d.C. El *Al-Aqrabadhin Al-Saghir*, el primer vademécum árabe que recoge los correspondientes efectos y aplicaciones de los medicamentos, describe cómo elaborar un jugo de semillas de cannabis mezclado con otras hierbas para ser administrado por vía intranasal con el fin de tratar las migrañas y el dolor uterino, así como prevenir los abortos.

1600 El cáñamo industrial llega a las colonias americanas y se cultiva en Jamestown, junto con el tabaco, para producir cuerdas, papel y textiles. En el año 1639, la corte de Massachusetts aprobó una ley que obligaba a los hogares a plantar cáñamo.

1700 El médico irlandés William O'Shaughnessy escribió sobre los beneficios medicinales del cannabis para el reumatismo y las náuseas causadas por el cólera. Las revistas médicas americanas mencionan el uso de semillas y raíz de cáñamo para tratar problemas de salud como la inflamación de la piel y la incontinencia. George Washington y Thomas Jefferson también cultivaban cáñamo en sus granjas.

1800 Se afirma que la reina Victoria tomaba una dosis mensual de cannabis, recetada por su médico, para calmar los dolores menstruales. En los Estados Unidos, se empleaba un jarabe medicinal que contenía cannabis para aliviar los dolores de cabeza, ayudar a conciliar el sueño y estimular el apetito. También se administraba, durante el parto, al principio de las contracciones para mitigar el dolor.

Así pues, a la vista de todas estas evidencias de siglos de uso medicinal del cannabis, ¿cómo terminó convirtiéndose en una sustancia ilegal? La explicación reside, en parte, en los esfuerzos concertados de unos cuantos hombres poderosos que, movidos por la intolerancia racial, el control del poder político y la codicia, influyeron en la forma en que el público percibía el cannabis, plantando las semillas de la estigmatización.

POR QUÉ SE ILEGALIZÓ LA MARIHUANA

No fue hasta principios del siglo xx cuando el cannabis pasó de recibir la consideración de una medicina versátil y natural a ser visto como una droga peligrosa. Este cambio comenzó cuando el Congreso aprobó, en el año 1906, la Pure Food and Drug Act, que desembocó en la creación de la Food and Drug Administration (FDA) de los Estados Unidos.* La ley exigía que el etiquetado de los productos advirtiese de la presencia de cualquiera de los 10 ingredientes que se consideraban «adictivos» o «peligrosos». Y el cannabis fue incluido en esa lista.

Tras la Revolución mexicana de 1910, los inmigrantes mexicanos, que utilizaban socialmente la planta de «marihuana», la trajeron a los Estados Unidos a través de la frontera mexicana. Si bien algunos

---

* En Europa no se prohibió hasta 1925, cuando se celebró una revisión de la Convención Internacional del Opio en Ginebra. En esta ocasión, Egipto, China y los Estados Unidos propusieron la prohibición del hachís como parte del tratado, que anteriormente se centraba fundamentalmente en la cocaína y el opio. No fue hasta la Convención Única de Drogas de 1961 cuando se prohibió a nivel mundial. [*N. del E.*]

Una «sobredosis» de cannabis en adultos no es letal

El cannabis no afecta las áreas cerebrales que controlan la respiración, la frecuencia cardiaca o la temperatura corporal. Si bien los receptores en nuestro cerebro se ven afectados por el cannabis y generan diferentes reacciones psicoactivas, como convulsiones o reducción de la ansiedad, y diferentes efectos psicotrópicos, ninguno de esos receptores se ubica en el tronco encefálico y ninguna de esas reacciones incluye descensos letales de la respiración, la frecuencia cardiaca o la temperatura corporal, como sí ocurre con el alcohol u otras sustancias de uso regulado. En resumen, no se han registrado muertes atribuidas directamente a un nivel tóxico de cannabis en el cuerpo. Según afirma David Schmader, en su libro *Weed: The User's Guide*, habría que consumir 680 kilos de cannabis en un cuarto de hora (véase página 23) para provocar la muerte. La inclusión del cannabis en la Lista I es desconcertante. Aún más confuso es de qué modo el cáñamo industrial, una planta con un 0,3% o menos de THC, se ha equiparado a las plantas de cannabis cultivadas con fines recreativos o médicos. Sacar el cannabis de la lista de drogas y sustancias controladas, o reubicarlo (algo que promueven algunos defensores del cannabis), o regularlo como el alcohol (como recomiendan otros defensores y legisladores) pueden parecer buenas ideas, pero con independencia de cómo se legalice o despenalice, surgirán muchos nuevos desafíos antes de que resulte fácilmente accesible al gran público.

estadounidenses, en particular las personas acomodadas de alto perfil, consumían cannabis con fines recreativos, otros comenzaron a asociarlo con las minorías, incluidos los afroamericanos, quienes también lo consumían. Este tipo de asociaciones fueron en gran medida negativas, y los medios de comunicación de la época no hicieron sino perpetuar este tipo de actitudes.

Durante el periodo de la Prohibición, veintinueve estados prohibieron el cannabis junto con el alcohol. En el año 1933, el comisionado de la Oficina Federal de Narcóticos, Harry Jacob Anslinger, declaró que el cannabis no hacía a la gente violenta, aunque señaló que el deseo de consumir drogas llevaba a algunas personas a cometer delitos con el fin de obtener dinero para comprar más; sin embargo, no tardaría en cambiar de opinión.

Tras ser levantada la Prohibición, la posición de Anslinger a favor de la supervisión por parte del Bureau of Prohibition fue eliminada en el año 1937. Comenzó entonces una campaña de desinformación que promovía la idea de que el cannabis hacía que algunas personas cayeran en arrebatos delirantes, lo que suponía un cambio drástico respecto a su postura de 1933.

El Gobierno Federal aprobó, en 1937, la Marihuana Tax Act, ilegalizando el uso de cannabis no medicinal. La ley fue redactada por Anslinger y presentada por el congresista de Carolina del Norte Robert L. Doughton. Aunque esta ley no penalizaba la posesión o el uso de la marihuana, sí incluía penas por violaciones en el proceso de distribución de la planta y el pago de impuestos, lo que resultó en multas de hasta 2.000 dólares y cinco años de prisión.

El ataque de Anslinger contra el cannabis le proporcionó una nueva batalla que librar en nombre del Gobierno de los Estados Unidos. Entre los secuaces de Anslinger que orquestaron campañas para denigrar el cannabis se encontraban William Randolph Hearst, John D. Rockefeller y Pierre du Pont, todos ellos hombres con inversiones que se veían amenazadas por el éxito de la industria del cáñamo, la cual producía papel, combustible biodiésel y muchos otros productos.

La Controlled Substances Act (CSA), aprobada en el año 1970, estableció la política federal de drogas de los Estados Unidos para regular la fabricación, importación, posesión, uso y distribución de ciertas sustancias, las cuales estaban clasificadas por «listas». El presidente Richard Nixon revocó la Marihuana Tax Act en 1970, y el cannabis pasó a formar parte de las drogas incluidas en la Lista I. De acuerdo con la Agencia Antidrogas de los Estados Unidos (DEA),* las sustancias de la Lista I se describen de la siguiente manera:

▷ La droga o sustancia tiene un alto potencial adictivo.

▷ La droga o sustancia no tiene actualmente, en los Estados Unidos, un uso médico consensuado para el tratamiento.

▷ Existe falta de seguridad a la hora de utilizar la droga o la sustancia bajo supervisión médica.

De acuerdo con la ley federal de los Estados Unidos, no se pueden recetar las sustancias incluidas en la Lista I, como tampoco son fáciles de obtener para su uso clínico. Otras sustancias enumeradas en esa lista incluyen sales de baño psicoactivas, MDMA, heroína y LSD. Desde el punto de vista del consumidor, el escenario óptimo sería que el cannabis fuese legal y que hubiese algún tipo de control para garantizar la calidad y la seguridad, siendo fácilmente accesible a un precio asequible. La situación ideal sería que también tuviésemos un mejor acceso a la información sobre los productos elaborados con cannabis, incluidos los ingredientes, los resultados de las pruebas y los detalles sobre cómo aplicarlos correctamente.

Nuestra esperanza es que, cuanta más gente conozca los beneficios terapéuticos del cannabis, más se abogue por la legalización en términos que permitan que esta medicina natural sea más utilizada. Una manera de entender mejor cómo funciona medicinalmente la planta de cannabis es conocerla. En el próximo capítulo, revisaremos la biología del cannabis.

---

* En 1974, España se convierte en el primer país en despenalizar el consumo de cannabis cuando el tribunal Supremo decide que su consumo no constituye un delito contra la salud pública. [*N. del E.*]

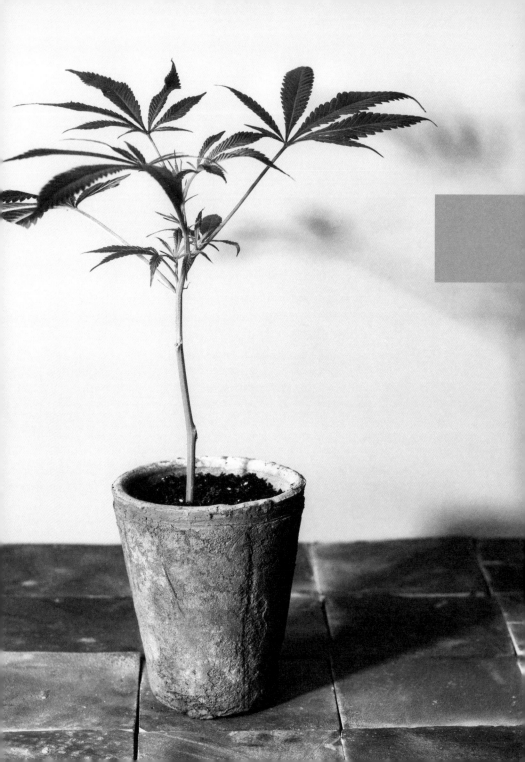

CAPÍTULO 2

La planta del cannabis

Para entender las cualidades terapéuticas de la planta de cannabis, primero tendremos que conocer la planta en su forma natural.

EL GÉNERO CANNABIS

Si recordamos la asignatura de ciencias durante nuestra educación secundaria, probablemente veamos que aprendimos taxonomía vegetal. Las plantas, como todas las criaturas vivas, son identificadas y etiquetadas para su clasificación científica recurriendo a un sistema taxonómico de nombres llamado nomenclatura binomial. Esta clasificación sistemática de las plantas se basa en sus características comunes. A continuación, presentamos la taxonomía básica de la planta de cannabis.

Reino: Plantae

Filo: Angiospermas

Clase: Dicotiledóneas

Orden: Rosales

Familia: Cannabáceas

Género: Cannabis

Especie: *Cannabis sativa* L. marihuana

Subespecie: *Cannabis sativa* subsp. *índica*

Subespecie: *Cannabis sativa* subsp. *sativa*

El cannabis es un género de planta de floración perteneciente a la familia de las cannabáceas. Otros géneros de la misma familia son el *almez*, más comúnmente conocido como arándano u ortiga, y el *humulus*, también conocido como lúpulo. En este libro, utilizamos la palabra *cannabis*, un término socialmente más aceptado que *maría*, *marihuana* o *hierba*, todos los cuales entrañan algún tipo de connotación peyorativa. Lo habitual es que, cuando la gente hable del cannabis, se refieran a los productos derivados de la propia planta y no tanto al género o la especie.

Las dos subespecies más comúnmente referenciadas y utilizadas son el *cannabis sativa* y el *cannabis índica*, cada una de las cuales contiene numerosas «cepas» o variantes genéticas, incluyendo híbridos que mezclan tanto sativas como índicas. (Existe una tercera subespecie –el *cannabis ruderalis*– que posee rasgos únicos, aunque se utiliza con menor frecuencia.)

Encontrar *cannabis sativa* o *cannabis índica* absolutamente puros no es tan probable como obtener un híbrido o una mezcla en la que predomine una subespecie concreta, si bien puede tener rastros genéticos de la otra. La planta de cannabis presenta una mayor diversidad que otros cultivos debido a los años de muchas prácticas de cultivo y de hibridaciones, en particular entre los cultivadores del mercado negro.

Se crean diferentes variedades de cannabis de distinta potencia para que contengan diferentes composiciones químicas que, a su vez, produzcan diferentes efectos. Saber más sobre la variedad que adquirimos y consumimos puede ayudarnos a anticipar sus efectos. Se dice que los productos de cannabis derivados de la subespecie índica son más relajantes, ya que proporcionan una sensación de bienestar corporal. Como alternativa, una variedad de sativa es más energizante y provoca un estado más mental. Hay que tener en cuenta que algunos estudios afirman que las variedades no importan tanto cuando ingerimos productos de cannabis, puesto que cambian su forma química al pasar por el hígado. En cambio, identificar la variedad sí que es útil cuando fumamos o vapeamos cannabis.

Busque variedades concretas –y preste atención a los *cannabinoides*, o compuestos químicos que contienen– para lograr resultados más específicos. Los componentes más conocidos de la planta de cannabis son el THC (que produce un estado mental alterado o de estar «colocado») y el CBD (que no se considera psicotrópico porque no produce la sensación de alteración mental). Adviértase que, si bien a menudo se afirma que el CBD no es psicoactivo, eso no es del todo exacto. El CBD y otros cannabinoides son *psicoactivos* porque afectan a nuestro cerebro –y lo protegen–, pero no todos son psicotrópicos, por lo que no alterarán nuestras percepciones mentales. (Véase el capítulo 4 para más detalles sobre los *cannabinoides*).

Cultivares o quimiovares: las auténticas «cepas»

Si bien el cannabis crece en algunos lugares en estado silvestre, la mayor parte del que adquirimos ha sido cultivado para producir tipos específicos de plantas. Estas plantas originadas en el proceso de cultivo mediante una mejora selectiva se denominan «cultivares», abreviatura de «variedades cultivadas». Hay más de 700 cultivares de cannabis descritos hasta la fecha.

Los cultivares de cannabis desarrollados con fines medicinales o recreativos se denominan comúnmente *cepas*, aunque expertos como el doctor Robert Flannery, el primer médico en los Estados Unidos con experiencia técnica certificada en el cultivo de cannabis comercial, y fundador y director ejecutivo de Dr. Robb Farms, señala que el término *cepa* es más adecuado para referirse a bacterias que a plantas. Aunque *cultivar* es el término preferido entre los cultivadores y botánicos, lo más probable es que sigamos encontrándonos con la palabra *cepa* al investigar y comprar productos de cannabis. Las variedades más populares de cannabis son Northern Lights, Gorilla Glue, Charlotte's Web, Sour Diesel, White Widow y Kush. Los científicos y los médicos siguen investigando para encontrar una clasificación alternativa del cannabis en la que se categorice más claramente la planta según sus quimiovares. Una manera de conseguirlo es tener en cuenta su *quimiotipo*, el cual viene determinado por los compuestos químicos contenidos en cada planta, así como criar plantas que contengan constituyentes específicos para tratar de obtener más regularidad, como, por ejemplo, en su contenido de terpenos. (Véase el capítulo 5 para mayor información sobre los terpenos.)

Algunos cultivares de cannabis, como el conocido vulgarmente como cáñamo industrial, se cultivan por su fibra o para obtener semillas que pueden consumirse crudas o prensarse para producir aceite de cáñamo.

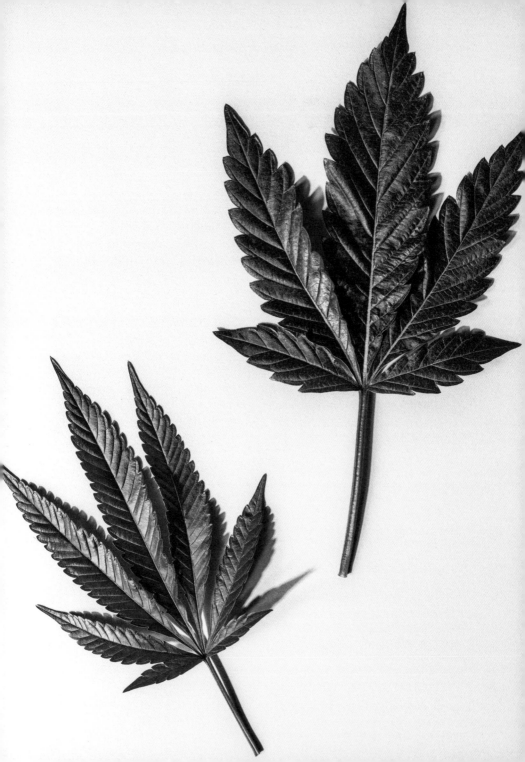

LA SUBESPECIE CANNABIS ÍNDICA

El *cannabis índica* es la más baja de las subespecies de plantas de cannabis, creciendo hasta alcanzar una altura de uno o dos metros, con hojas anchas y densos racimos de flores. Las plantas de *cannabis índica* tienen un periodo de crecimiento más breve que el del *cannabis sativa*, entre ocho y doce semanas, lo que puede explicar por qué, en algunos casos, la oferta de variedades de cannabis índica en los dispensarios o tiendas de cannabis legales es más abundante que la de otras variedades.

Las variedades en las que predomina el *cannabis índica* son más propensas a producir lo que se conoce como un estado más corporal, caracterizado por la profunda relajación y la sensación de sedación. Una descripción muy común de los efectos producidos por las variedades de *cannabis índica* es la de estar tan profundamente relajado que uno se queda, literalmente, «pegado al sofá». Las índicas son eficaces para ayudar a dormir, reducir el dolor crónico y aliviar la ansiedad.

LA SUBESPECIE CANNABIS SATIVA

El *cannabis sativa* es autóctono de Asia Oriental, pero actualmente se cultiva en todo el mundo. La sativa es una planta más alta que la índica, pudiendo alcanzar hasta seis metros de altura, con hojas más delgadas y serradas. Las plantas de sativa tardan más tiempo, entre diez y dieciséis semanas, en estar listas para ser cosechadas.

En la mayoría de la gente, el *cannabis sativa* actúa como un estimulante que produce un efecto energizante. Las personas que desean permanecer alerta y aumentar la productividad –e incluso la creatividad– durante el día prefieren las sativas, aunque esta variedad puede hacer que algunas personas no concilien el sueño durante la noche, por lo que suele ser menos utilizada como ayuda para dormir.

LA SUBESPECIE CANNABIS RUDERALIS

El *cannabis ruderalis* es una subespecie oriunda de Europa central y oriental y de Rusia con bajo contenido de THC y de resina. Los científicos no se ponen de acuerdo en si el *cannabis ruderalis* es una especie propia única o una subespecie de *cannabis sativa*. No suele cultivarse para uso recreativo debido a su bajo contenido en THC, pero puede hibridarse con otras especies de cannabis. En la medicina moderna, el *cannabis ruderalis* se emplea para tratar la ansiedad, la epilepsia y la esclerosis y para aumentar el apetito en pacientes con cáncer.

CANNABIS CULTIVADO PARA EL CONSUMO

El cannabis que consumimos se obtiene de las plantas de cannabis femeninas (pistiladas). Las plantas macho (estaminadas) se retiran de la sala de crecimiento durante el cultivo para permitir que florezca la planta hembra. Si se poliniza una flor femenina de cannabis, se detiene la producción de cannabinoides, lo que significa que dejan de estar presentes los principales compuestos químicos del cannabis, que lo tornan único y valioso para la salud y el bienestar. Cuando se cultiva cannabis para el consumo –ya sea con fines recreativos o medicinales–, los cultivadores solo siembran plantas de floración femenina con el fin de producir flores durante la fase de floración del ciclo de crecimiento de la planta. Las plantas de cáñamo, por su parte, son en su mayoría plantas masculinas que no florecen.

Cuando compramos cannabis o productos derivados, podemos encontrar muchas descripciones de cómo se cultivó la planta en cuestión; por ejemplo, a pleno sol, en el exterior o de manera orgánica. Como consumidores, tenemos que buscar variedades «libres de pesticidas». Los entusiastas de los productos de cultivo ecológico encontrarán algunos en el mercado que se adapten a sus preferencias, pero normalmente a un precio más alto. Tenemos que buscar productos que no contengan metales pesados, sobre todo cuando adquiramos cáñamo (véase la página 54).

El papel de los tricomas en las plantas de cannabis

Las hojas y los cogollos de las plantas de cannabis están cubiertos de pelos brillantes y pegajosos, llamados tricomas, que son un mecanismo de defensa utilizado por la planta para protegerse de los insectos, los animales, los hongos, los rayos ultravioletas y el viento. Los tricomas son la zona en la que se producen y acumulan los cannabinoides y los terpenos, los compuestos químicos contenidos en la planta de cannabis. Los tricomas albergan los compuestos que contribuyen al aroma de la materia vegetal, que puede variar dependiendo de la variedad y el quimiotipo. Si bien los adjetivos más utilizados para describir el aroma del cannabis son *amofetado* o *almizclado*, los compuestos presentes en los tricomas también pueden liberar aromas que recuerdan a los cítricos y al pino, o a flores como el jazmín.

A medida que las plantas de cannabis comienzan a producir flores, se forman tricomas en la superficie. Los cultivadores de cannabis hacen hincapié de manera deliberada en que las plantas de cannabis produzcan muchos tricomas sin matar a la planta. Una vez cosechados, se tiene cuidado de mantener los tricomas sobre la materia vegetal el mayor tiempo posible para preservar completamente la potencia de los compuestos contenidos en ellos.

Si molemos la flor seca de cannabis, obtenemos una sustancia parecida al polvo, conocida como *kif*, que se desprende de los cogollos y que está formada esencialmente por tricomas secos. Hay personas a las que les gusta recoger el kif y espolvorearlo sobre las flores molidas que fuman o vaporizan para aumentar la potencia de la materia vegetal. Algunos molinillos de cannabis contienen un compartimento para recoger y almacenar kif.

Los concentrados de cannabis se producen utilizando diversos métodos de extracción para recoger de la materia vegetal los tricomas ricos en compuestos. Las pequeñas cantidades de extractos concentrados de cannabis contienen sustancialmente más cannabinoides y terpenos que las flores secas de cannabis y son más potentes cuando se consumen.

El cannabis atraviesa una serie de etapas desde la «siembra hasta su venta», el número de las cuales dependerá del producto final que se trate de producir. Cuando entramos en una tienda, el proceso de cultivo del cannabis ya queda muy lejos, pero podemos hacer preguntas al minorista, o *budtender*, acerca de los cultivadores y los productores a quienes lo compran. Un minorista inteligente elige los cultivadores y productores con los que trabaja y de los que recibe productos basándose en criterios que no tienen que ver solamente con el precio. Estos criterios a menudo incluyen procesos de cultivo orgánico, pureza del producto, compuestos químicos específicos e incluso los valores del propietario y de la empresa. Cuando compremos, tenemos que plantear preguntas y comparar precios hasta que encontremos minoristas que nos proporcionen respuestas satisfactorias.

CÁÑAMO INDUSTRIAL

La resistente planta de cáñamo puede crecer hasta alcanzar cuatro metros de altura y tiende a ser más fácil de cultivar que otras plantas de cannabis porque suele destinarse a la producción de semillas. Las hojas de cáñamo son más delgadas y menos densas que las hojas de índica o sativa. Las principales diferencias entre el cannabis y el cáñamo residen en su genética y en el modo en que se cultiva (véase el apartado titulado «¿Cuáles son las diferencias entre el CBD derivado del cannabis y el del cáñamo?», página 54).

La planta de cáñamo forma parte de la familia de las cannabáceas y del género *cannabis* L. Aunque el cáñamo pertenece a la variedad de *cannabis sativa*, contiene un porcentaje menor de THC. La planta cultivada para el consumo humano puede contener hasta un 30% del cannabinoide THC. Por su parte, el cáñamo se cría selectivamente como una planta industrial en la que se ha eliminado casi por completo el THC, aunque no del todo. Para ser legales, en los Estados Unidos, las plantas de cáñamo y los productos derivados deben contener menos del 0,3% de THC pesadas en seco. El cáñamo contiene de manera natural más CBD que la mayoría de plantas de cannabis criadas para el consumo. Con la legalización, los cultivadores de cannabis están produciendo nuevas variedades con mayor contenido de CBD para atraer a consumidores cada vez más conscientes de los beneficios terapéuticos de ese principio.

La planta que llamamos cáñamo industrial se ha utilizado durante siglos de múltiples maneras. El tallo de las plantas de cáñamo es fibroso, y sus fibras se utilizan para confeccionar cuerdas, textiles, cosméticos, comida para animales y muchos otros productos, incluyendo ladrillos de construcción y combustible para vehículos. Las semillas de cáñamo industrial son comestibles y, aunque contienen una cantidad insignificante de CBD y absolutamente ningún THC, son ricas en proteínas y ácidos grasos omega, de manera que tienen cierto valor nutricional. Podemos ya estar comiendo semillas de cáñamo en algunas granolas o barras de nueces y semillas. También es posible comprar semillas de cáñamo en bolsas de alimentos saludables y tiendas de comestibles y espolvorearlas en cereales, yogur, ensaladas, o en cualquier plato al que también añadamos semillas de sésamo o chía.

Si bien muchas personas consumen cannabis de forma recreativa para colocarse, o para obtener una sensación de euforia relajada, hay un número creciente de personas que buscan en él una medicina alternativa. En el próximo capítulo, veremos cómo interactúan las sustancias químicas presentes en el cannabis con las sustancias químicas que hay en nuestro organismo para producir efectos terapéuticos.

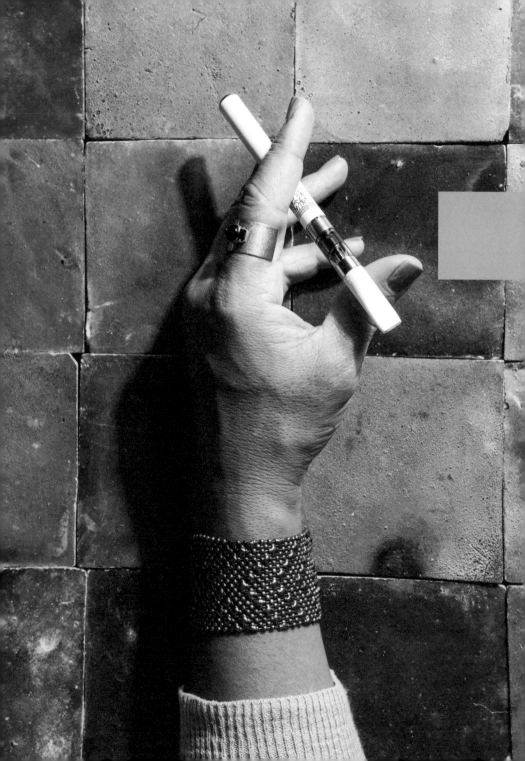

CAPÍTULO 3

El cuerpo y el sistema endocannabinoide

En el presente capítulo, presentamos un sistema corporal, que es parte integral de nuestra salud y bienestar, del que quizás nunca hayamos oído hablar antes. Para entender cómo funciona el cannabis en el cuerpo y el cerebro, pensemos en algunos de los sistemas de nuestro organismo que realizan funciones específicas, como, por ejemplo, los sistemas digestivo, circulatorio, respiratorio, central y periférico, por citar solo algunos de ellos. Lo más probable es que hayamos estudiado estos sistemas, hasta cierto punto, en clases de ciencias o de salud en la escuela.

Sin embargo, el cuerpo humano contiene otro sistema, descubierto más recientemente, que no ha sido investigado en los Estados Unidos tan ampliamente como en otras partes del mundo. Este sistema se denomina sistema cannabinoide endógeno, más comúnmente conocido como *sistema endocannabinoide* (o ECS, por sus siglas en inglés).

¿QUÉ ES EL SISTEMA ENDOCANNABINOIDE?

Debemos pensar en el sistema endocannabinoide como un sistema que se encuentra por encima o se interconecta con el resto de los sistemas presentes en nuestro cuerpo. El ECS regula funciones físicas como el movimiento, la sensación de dolor y las respuestas inmunitarias, y funciones cognitivas o mentales, como la percepción, el estado de ánimo y la memoria.

Si bien el nombre de *sistema endocannabinoide* parece sugerir que tenemos cannabis en nuestro cuerpo, el cannabis no forma, de hecho, parte de dicho sistema. *Endógeno* significa que es producido de manera natural en el interior del cuerpo humano, mientras que el término *cannabinoide*, por su parte, alude al cannabis solo porque estas moléculas fueron descubiertas, en la década de 1990, mientras se investigaba el cannabis.

Algunos científicos consideran que muchas dolencias y enfermedades –incluidos el dolor, inflamación, esclerosis múltiple, trastornos neurodegenerativos (Parkinson, enfermedad de Huntington, síndrome de Tourette y Alzheimer), epilepsia, glaucoma, osteoporosis y cáncer– están causadas por un desequilibrio o debilidad en el ECS y pueden ser (o incluso ya lo han sido) tratadas con éxito mediante la introducción de fitocannabinoides (o cannabinoides vegetales) en el cuerpo.

¿Por qué, muy posiblemente, no ha oído hablar del ECS antes de leer este libro? Porque, a diferencia de la investigación más extensa y prolongada, que a menudo se remonta al siglo XIX, llevada a cabo para estudiar la mayoría de los otros sistemas presentes en nuestro organismo, la investigación científica sobre el ECS es relativamente reciente. En la década de 1960, los científicos interesados en la acumulación de demostraciones que ilustraban los usos médicos del cannabis comenzaron a investigar la planta más pormenorizadamente, tratando de aislar e identificar los diversos principios químicos presentes en ella. Décadas después, los científicos se interesaron por la forma en que las células de los mamíferos respondían a las sustancias químicas de las plantas de cannabis. En los años 1988 y 1992, se descubrieron dos receptores de cannabis que eran claves para el sistema ECS. En breve, comentaremos más de esos receptores.

El sistema endocannabinoide modula diferentes sistemas en nuestro cuerpo, como la liberación de hormonas relacionadas con el estrés, e incluso funciones reproductivas como la fertilidad. En general, un ECS que funcione adecuadamente trabaja para equilibrar nuestros otros sistemas internos. El término técnico para este tipo de equilibrio dentro del cuerpo es *homeostasis*. Cuando estamos enfermos, se activa el sistema endocannabinoide interno de nuestro cuerpo para ayudar a poner las cosas en su sitio. El ECS es fundamental para establecer y mantener la salud y el bienestar general.

Los científicos que estudian el ECS consideran que este sistema en particular tiene una importancia capital debido a la forma en que se localiza en el cuerpo y afecta *a todas sus partes*. Dicho en pocas palabras, no hay ningún proceso fisiológico que no se vea afectado por el ECS. Este interviene cuando comemos, dormimos, nos relajamos, hacemos ejercicio y mantenemos relaciones sexuales, así como durante el embarazo, el parto e incluso al amamantar a un bebé.

El sistema endocannabinoide está compuesto de tres partes:

1 Receptores que detectan moléculas en el exterior de las células y activan las señales en el interior

2 Endocannabinoides o cannabinoides endógenos: los cannabinoides internos del cuerpo humano

3 Enzimas, técnicamente llamadas enzimas degradativas, que descomponen nuestros endocannabinoides después de realizar una función particular, como la reducción de la ansiedad, para impedir que el ECS funcione de manera descontrolada

Los endocannabinoides están presentes en las membranas celulares de todo el cuerpo. En cierto modo, son las moléculas de cannabis internas de nuestro organismo, aunque sin la presencia de cannabis. Aunque nunca consumamos cannabis, tendremos moléculas endocannabinoides en nuestro interior. Si somos consumidores de cannabis, los fitocannabinoides presentes en la planta de cannabis se unen a los receptores de nuestro cuerpo y estimulan, complementan y nutren nuestro ECS, promoviendo el equilibrio, mejorando la salud y gestionando de manera eficaz los trastornos y tratando las enfermedades.

LOS GUARDIANES CELULARES

Antes de seguir hablando del ECS, tenemos que abordar unos receptores de nuestro cuerpo, llamados receptores acoplados de proteínas-G (GPCR, por sus siglas en inglés), que son los guardianes de las señales moleculares. No es por ser demasiado técnicos, pero estos receptores proteínicos toman los estímulos procedentes del exterior de las células y los convierten en señales en el interior de estas. Los GPCR participan en todos los procesos fisiológicos importantes que se producen en nuestro organismo, desde el funcionamiento del sistema inmunológico hasta la regulación del metabolismo, pasando por la forma en que saboreamos y olfateamos los alimentos.

Los GPCR son tan importantes en el campo de la medicina que más del 40% de todos los fármacos apuntan a ellos. Entre los medicamentos más comunes que se dirigen a los GPCR se incluyen los triptanos para las migrañas, los betabloqueadores para la hipertensión, el albuterol para el asma, la cimetidina y ranitidina para las úlceras estomacales, la loratadina para las alergias y el fentanilo y la oxicodona para el dolor. Los GPCR también son el blanco de los medicamentos contra el cáncer que ya están en el mercado o bien en desarrollo.

¿Por qué estamos hablando de los GPCR? Porque dos aspectos muy importantes del ECS son los GPCR llamados CB1 y CB2, y porque ambos responden positivamente al cannabis.

RECEPTORES CB1 Y CB2: LAS CERRADURAS ABIERTAS POR EL CANNABIS

Tanto los receptores CB1 como los CB2 se encuentran diseminados por todo el cuerpo. De hecho, el CB1 es el GPCR más abundante en nuestro sistema nervioso central. ¿Y cómo se relaciona esto con el cannabis? Porque, al igual que los productos farmacéuticos, el cannabis se dirige al CB1 y al CB2, y esa es la razón de que tenga aplicaciones medicinales. Está demostrado que el cannabis tiene menos efectos secundarios negativos que los productos farmacéuticos habituales. El cannabis también manifiesta una «falta de toxicidad» extrema, lo que significa que no se puede ingerir una dosis letal de cannabis, ya que es fisiológicamente imposible (véase la página 21).

Así pues, ¿dónde se localizan los receptores CB1 y CB2?

▶ Los receptores CB1 están localizados principalmente en el cerebro, el sistema nervioso central, los tejidos conjuntivos, las glándulas y los órganos internos. Cuando se consume cannabis, los fitocannabinoides presentes en la planta se unen a los receptores CB1 en el cerebro, lo que propicia la aparición de efectos psicoactivos (que afectan al cerebro), como la reducción de la ansiedad, así como efectos psicotrópicos o de alteración de la mente que nos hacen sentir colocados.

▶ Los receptores CB2 se encuentran principalmente en el sistema inmunológico y en el sistema nervioso periférico. La activación de los receptores CB2 sirve para tratar las dolencias inflamatorias y contribuye a estimular la respuesta de nuestro sistema inmunológico.

Si consideramos que los receptores CB1 y CB2 son cerraduras en el interior de nuestro cuerpo, entonces, ¿cuáles son las llaves que abren estos receptores para mejorar las funciones fisiológicas? Las llaves son tanto los endocannabinoides naturales presentes en nuestro ECS como los fitocannabinoides que hay en la planta del cannabis. Los compuestos químicos de los fitocannabinoides no son exclusivos del cannabis, sino que también se encuentran en plantas como la equinácea, una planta medicinal alternativa muy común que se utiliza como refuerzo inmunológico y que se vende en tiendas de alimentos orgánicos en todo el país.

Los fitocannabinoides –o cannabinoides– más conocidos del cannabis son el THC y el CBD, e interactúan con nuestros ECS al unirse (THC) o afectar (CBD) a nuestros receptores CB1 y CB2. El resultado final es que nuestro cuerpo responde positivamente al cannabis. En el capítulo 4, abordamos mucho más detalladamente la cuestión de los endocannabinoides y los fitocannabinoides.

Por cierto, la investigación ha constatado, en el año 2016, que también existen otros compuestos químicos en plantas, como la zanahoria, el kava, el jengibre y la pimienta negra, que interactúan con nuestro ECS. Aunque estas plantas no parecen tener cannabinoides *per se*, afectan a la forma en que los procesa nuestro cuerpo. La pimienta, por ejemplo, puede reducir rápidamente los efectos del THC, algo útil de recordar si alguna vez consumimos demasiado cannabis y nos sentimos incómodamente colocados. En ese caso, ¡tan solo debemos masticar un grano de pimienta!

Hasta ahora, los científicos han identificado al menos 113 cannabinoides en la planta de cannabis, más que en cualquier otra planta de la naturaleza. El cannabis debe ser considerado un superalimento debido a todos los compuestos químicos terapéuticamente beneficiosos que contiene. Con tantos cannabinoides diferentes, las maneras en que esta planta puede ser utilizada para mejorar nuestra salud y bienestar son, según parece, infinitas. Solo estamos empezando a entender la ciencia que hay detrás de cómo y por qué el cannabis funciona para nosotros.

En resumen, el ECS modula las funciones en todo el cuerpo utilizando los receptores CB1 y CB2, que se ven afectados por los cannabinoides y otros compuestos presentes en el cannabis, así como en otras plantas que consumimos. En el siguiente capítulo exploraremos los cannabinoides específicos contenidos en la planta de cannabis y explicaremos sus efectos.

Descubrimiento del ECS

El descubrimiento, efectuado en Israel, en el año 1964, por el químico orgánico Raphael Mechoulam, permitió aislar el THC, aunque no fue hasta 1988 cuando el científico Allyn Howlett y el farmacólogo estadounidense William Devane, de la Facultad de Medicina de la Universidad de San Luis, en Missouri, descubrieron el primer receptor de cannabinoides de tipo 1 o CB1 en el cerebro de una rata. Se observó que el CB1 se localiza principalmente en el sistema nervioso central. En el año 1992, Mechoulam, Devane y Lumír Ondřej Hanuš aislaron, en la Universidad Hebrea de Jerusalén, el primer endocannabinoide en el cerebro de un cerdo y denominaron a este compuesto químico anandamida, basándose en la palabra sánscrita *ananda*, que significa «bienaventuranza». Un estudio dirigido en el año 1993 por Sean Munro, de la Universidad de Cambridge, identificó un segundo receptor cannabinoide, el receptor cannabinoide de tipo 2 o CB2. Los receptores CB2 se localizan principalmente en las células de nuestro sistema inmunológico. Un tercer receptor, el GPR55, fue descubierto en el año 1999, pero todavía hay que investigar más para descubrir sus funciones. Aunque la legislación federal de los Estados Unidos dificulta en gran medida la posibilidad de investigar el cannabis, no faltan los estudios estadounidenses sobre el ECS y los efectos del cannabis en el cuerpo humano. En otros países, como Israel, Reino Unido, Países Bajos, Italia y Canadá, dichos efectos se estudian más extensamente.

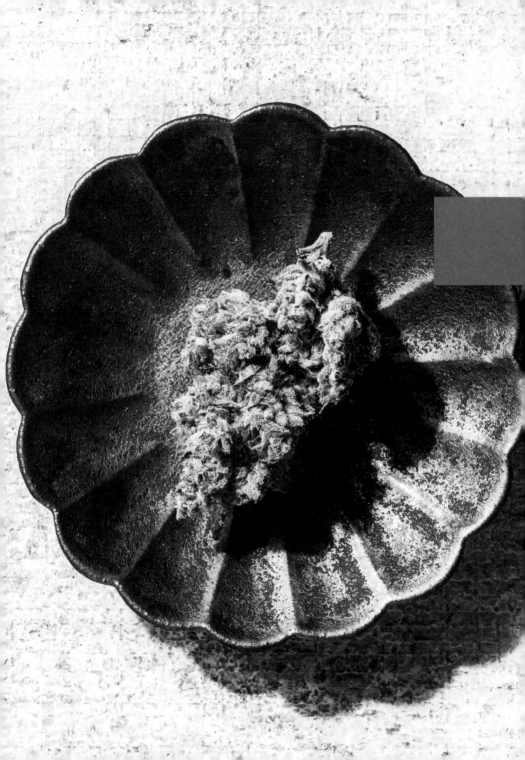

CAPÍTULO 4

Los cannabinoides: componentes clave del cannabis

La planta de cannabis está repleta de compuestos químicos que la diferencian de otras plantas. Ya hemos mencionado que el cannabis cuenta con más de 100 fitocannabinoides o cannabinoides vegetales. En comparación, la equinácea, la pimienta negra, las trufas y el cacao contienen unos cuantos fitocannabinoides, compuestos químicos o enzimas similares a los fitocannabinoides, que afectan al ECS de manera muy parecida, pero menos eficaz, que el cannabis. Por ejemplo, el consumo de chocolate y trufas produce naturalmente anandamida, la «molécula de la bienaventuranza».

¿Qué hacen los cannabinoides y de qué modo interactúan con nuestro cuerpo? Como hemos dicho en el capítulo anterior, estos compuestos se unen a los receptores CB1 y CB2, presentes en nuestro sistema endocannabinoide. Los distintos cannabinoides descritos en este capítulo interactúan entre sí y aumentan los beneficios terapéuticos de la planta de cannabis. Cuando escuchamos a la gente hablar sobre el uso de extractos de cannabis de «espectro completo», se refieren a los beneficios derivados de no separar los compuestos presentes en el cannabis, de manera similar al modo en que aparecen en la planta natural, para que interactúen como pretende la naturaleza. La compleja composición de la planta entera es mayor que la suma de sus partes, como una sinfonía en comparación con la interpretación de un instrumento solista.

La investigación de los cannabinoides que hay en el cannabis está todavía en su infancia, pero los resultados de los estudios preclínicos son sumamente prometedores y revelan posibles beneficios terapéuticos como los enumerados en este capítulo. El diagrama de la siguiente página ilustra los compuestos cannabinoides más comunes y la relación que mantienen entre sí, comenzando con el CBGA, la forma ácida en bruto del CBG.

El CBGA se transforma en las formas ácidas del THC, CBD y CBC, es decir, el THCA y el CBDA (más sobre estas formas en las páginas 46 a 52). Se debe aplicar calor entre 104 °C y 118 °C para transformar estos ácidos en los cannabinoides que hay en el siguiente nivel del diagrama, es decir, THC, CBD, CBC y otros cannabinoides activos. Cuando alguien fuma o vaporiza cannabis, está calentando o quemando la materia vegetal o la forma concentrada para activarla o *descarboxilarla* («descarburizar»). Los accesorios que existen en el mercado, como el Levo y el Nova de Ardent, ayudan a elaborar fácilmente aceites y mantequillas de cannabis en casa al descarboxilar la flor de cannabis más limpiamente que con el viejo método de cocinarla en el horno, en una olla de cocción lenta o en la estufa.

El envejecimiento y la exposición a los elementos pueden convertir de manera natural los cannabinoides activos en los del nivel inferior del diagrama. Los cannabinoides que se hallan en los niveles inferiores todavía pueden contribuir a los beneficios de salud y bienestar del cannabis. Por ejemplo, el CBN puede utilizarse como ayuda para dormir.

Sin acceso a un laboratorio para analizar la flor de cannabis descarburizada que producimos en casa, de hecho, no podemos predecir o medir con precisión qué cantidad de cada cannabinoide está presente en lo que hemos producido. Tratar de conseguir más CBN exponiendo las flores de cannabis al aire y la luz, por ejemplo, degrada el producto y podemos terminar produciendo un exceso de CBN. Y consumir demasiado CBN tal vez desemboque en un efecto psicoactivo no deseado: paranoia.

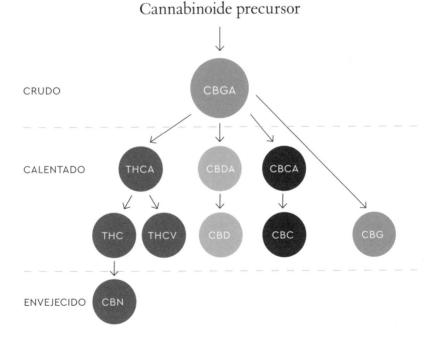

Cannabinoide precursor

CRUDO · CBGA

CALENTADO · THCA · CBDA · CBCA

THC · THCV · CBD · CBC · CBG

ENVEJECIDO · CBN

Cuando vayamos a comprar flores y productos derivados del cannabis, tenemos que pedir los resultados de las pruebas o visitar la página web del fabricante para comprobar si especifican la composición química, incluido el contenido en cannabinoides. No todos los productores o minoristas ponen a nuestra disposición esta información, pero un buen *budtender* averigua los detalles del producto para los clientes que los solicitan. Compare precios y productos hasta que reúna todos los detalles que le permitan tomar una decisión basada en los posibles beneficios terapéuticos vinculados a cannabinoides concretos.

Los siguientes son los cannabinoides más comunes que se encuentran en la planta de cannabis, junto con algunos de los beneficios para la salud descritos en una serie de estudios científicos y médicos, algunos de los cuales se enumeran en la bibliografía que hay al final del libro. Hay ciertos cannabinoides que son menos conocidos o estudiados en este momento, pero los científicos creen que, a la postre, también se descubrirá que tienen efectos beneficiosos para la salud.

CBGA (CANNABIGEROL)

El CBGA es considerado el cannabinoide «madre» porque en última instancia se transforma en todos los demás cannabinoides (véase el diagrama en la página 45). La planta de cannabis produce naturalmente CBGA, en primer lugar, como producto químico en bruto. Cuando el CBGA se expone al calor, ya sea de la luz ultravioleta o de una fuente de calor, se desencadena un proceso enzimático que lo convierte en THCA, CBDA o CBCA (la A significa «ácido»). El calor, a su vez, convierte esas formas ácidas de cannabinoides en otros cannabinoides, como el THC, CBD y CBC. El CBGA no es psicotrópico.

Beneficios terapéuticos potenciales del CBGA: trata el glaucoma, combate el cáncer, sirve como agente antibacteriano, estimula el apetito, previene la disfunción de la vejiga y reduce la inflamación, incluida la disminución de la enfermedad inflamatoria intestinal.

THCA (ÁCIDO TETRAHIDROCANNABINÓLICO)

El THCA, la forma ácida del THC, existe en la planta de cannabis cruda. Para convertirla en una forma que sea absorbida por el torrente sanguíneo humano y unirse a nuestros receptores ECS, primero necesita ser descarboxilada. Debido a que la planta de cannabis viva solo contiene THCA, no se obtienen hojas crudas de cannabis de alta jugosidad.

Beneficios terapéuticos potenciales del THCA: reduce la inflamación, protege las neuronas, reduce la náusea y aumenta el apetito.

THC (TETRAHIDROCANNABINOL)

El THC es uno de los «seis grandes» cannabinoides, una designación otorgada a los seis cannabinoides más conocidos, investigados y utilizados médicamente, que también tienden a ser los más prominentes en el cannabis que consumimos. El THC es uno de los pocos cannabinoides que produce efectos psicotrópicos o de alteración de la mente. El THC se une a los receptores CB1 presentes en nuestro cerebro, liberando dopamina y otros compuestos químicos que generan estados de ánimo, percepciones y cogniciones alteradas. Cuando adquirimos flores secas de cannabis o concentrados como aceites, el calor convierte el THCA en THC. Otros productos derivados del cannabis, como comestibles y pastillas, contienen THCA descarboxilado, o THC, por lo que ya están activados para producir los efectos requeridos.

Beneficios terapéuticos potenciales del THC: reduce el dolor y la inflamación, alivia las náuseas y los vómitos, aumenta el apetito, controla la diarrea, protege las neuronas, ayuda a dormir y sirve para tratar el trastorno de estrés postraumático (TEPT).

THCV (TETRAHIDROCANNABIVARINA)

Se dice que el THCV, otro de los seis grandes cannabinoides, es más psicotrópico que su compuesto raíz, el THC, pero durante periodos más breves. El THCV tiene una temperatura de ebullición más alta que el THC –220 °C, en comparación con los 157 °C de este último–, por lo que requiere aplicar más calor para su transformación. El THCV desarticula la idea generalizada de que el cannabis produce hambre, dado que, de hecho, suprime el apetito.

Beneficios terapéuticos potenciales del THCV: suprime el apetito; reduce el dolor, los ataques de pánico y la resistencia a la insulina; regula los niveles de azúcar en sangre; estimula el crecimiento óseo y reduce los temblores, los problemas de control motor y las lesiones cerebrales asociadas con enfermedades como el Alzheimer y el Parkinson.

CBN (CANNABINOL)

El CBN es otro de los seis grandes cannabinoides. Cuando el THC se degrada debido a la exposición al aire y la luz, se forma CBN, el cual predomina en la flor de cannabis vieja y seca. Consumido en grandes cantidades, el CBN produce paranoia, algo que es posible experimentar cuando fumamos marihuana de baja calidad y almacenada incorrectamente. Guardar el cannabis en recipientes herméticos hace que dure más tiempo y ralentiza el proceso de producción natural del CBN. Los contenedores más oscuros o de color también pueden ralentizar la producción de CBN. Cuando el cannabis seco es crujiente o completamente marrón, esto podría ser una señal de que es más viejo, o que se ha almacenado de forma inadecuada, pudiendo provocar sueño, paranoia, o ambas cosas.

Beneficios terapéuticos potenciales: actúa como sedante, antibiótico y antibacteriano, reduce las convulsiones y estimula el crecimiento de las células óseas. También parece prometedor como analgésico.

CBD (CANNABIDIOL)

El CBD también pertenece al grupo de los seis grandes cannabinoides. Debemos pensar en el CBD como un compuesto complementario del THC, pero sin las cualidades alteradoras de la mente. El CBD es psicoactivo, lo que significa que afecta al cerebro, pero de manera protectora y curativa, como, por ejemplo, reduciendo las convulsiones y tratando el trastorno de estrés postraumático En el año 2018, la Organización Mundial de la Salud (OMS) determinó que no existe ningún riesgo, para la salud pública, de abuso potencial relacionado con el CBD.

Los suplementos nutricionales y los productos de belleza confeccionados con CBD se están volviendo cada vez más populares en el mercado y pueden encontrarse en lugares como farmacias, tiendas de alimentos orgánicos, clínicas de medicina natural neuropática y algunos dispensarios, dependiendo de las leyes locales o estatales relativas al cannabis y el CBD. El CBD puede extraerse de plantas de cannabis cultivadas para el consumo, pero para que sea legal, en los Estados Unidos, debe ser extraído de plantas industriales de cáñamo y contener solo trazas de THC: menos del 0,3%. Aunque por sí solo el CBD no se vincula a nuestros receptores cannabinoides, puede influir en cómo se unen otros componentes de nuestro ECS a los receptores CB2, apoyando y potenciando nuestro sistema inmunológico y reduciendo la inflamación.

El CBD puede afectar al modo en que el THC se une a nuestros receptores CB1, reduciendo los efectos psicotrópicos del THC, al tiempo que nos permite aprovechar los efectos terapéuticos de ambos. Es posible añadir CBD prácticamente a cualquier producto, incluyendo el cuidado de la piel y del cabello, bebidas y alimentos, tinturas y comprimidos. El CBD no es psicotrópico como el THC, lo que significa que no altera las percepciones mentales. El CBD tarda más tiempo en acumularse en nuestro sistema antes de que experimentemos resultados, así que no debemos esperar efectos inmediatos cuando lo utilicemos. La forma en que nos afecte el CBD variará en función de la potencia y el modo en que los consumamos.

Planta entera/espectro completo versus componentes aislados: el efecto séquito

A medida que los productos de cannabis evolucionan, los proveedores autorizados manipulan la planta para extraer, concentrar o incluso aislar principios como los cannabinoides y terpenos. En algunos casos, se eliminan determinados componentes y luego se reintroducen en un intento de producir diferentes efectos, como, por ejemplo, aislar el CBD debido a sus propiedades antiinflamatorias. Los términos utilizados para describir un proceso de extracción que involucra a toda la planta son extractos de *planta entera* o de *espectro completo*.

Debido a que los cannabinoides presentes en la planta de cannabis trabajan juntos, complementándose, mejorándose o modulándose entre sí, algunos expertos creen que mantenerlos unidos en su forma más natural es más eficaz medicinalmente hablando, un proceso interactivo llamado «efecto séquito». Podemos ver un ejemplo del efecto séquito en los dos componentes principales de la planta de cannabis, el THC y el CBD. Cuando se toman en conjunción, el CBD modula y neutraliza los efectos psicotrópicos del THC. Las combinaciones de los componentes de las plantas son antagónicas, lo que significa que se oponen entre sí. Pero, al mismo tiempo, son sinérgicas, lo que supone que también trabajan bien juntas, con su comportamiento opuesto complementándose entre sí. Incluso una pequeña cantidad de THC puede ayudar a que las moléculas de CBD afecten a los receptores CB1, aumentando los beneficios terapéuticos en todo el organismo.

Lo opuesto de los extractos de espectro completo son los aislados, en los que se aíslan los cannabinoides individuales. Adviértase que también hay *destilados* que se producen mediante un proceso químico que separa los cannabinoides y los terpenos, calentando el aceite básico de cannabis hasta su punto de ebullición. Cada cannabinoide y terpeno presente en el cannabis se libera a una temperatura de ebullición distinta. Los destilados todavía conservan algunos cannabinoides o terpenos, dependiendo de cómo se haya destilado el aceite de cannabis. El refinado del aceite permite obtener componentes aislados puros sin la presencia de otros principios.

En la industria del cannabis existe un debate sobre si aislar los cannabinoides priva a los consumidores de todos los beneficios terapéuticos derivados de la cooperación de los distintos cannabinoides. Algunas compañías que producen y venden productos CBD de espectro completo promueven los beneficios potenciales del efecto séquito. Debemos pensar en la «planta entera» como algo similar a los «alimentos integrales». Comer una zanahoria es mejor para nosotros que comprar el suplemento vitamínico de betacaroteno en la tienda porque es más rica en nutrientes complejos que un componente procesado y aislado. Las empresas productoras de componentes aislados –incluidas las farmacéuticas– subrayan la capacidad de concentrar y controlar efectos específicos, así como de dosificarlos con mayor precisión cuando se utilizan aislados. La investigación nos dirá más acerca de qué forma es más beneficiosa, aunque también dependerá de los efectos que estemos buscando.

Beneficios terapéuticos potenciales del CBD: reduce el dolor, la inflamación, las náuseas, las convulsiones y la ansiedad, y ayuda a dormir.

CBC (CANNABICROMENO)

El CBGA se transforma en CBCA, que, a su vez, se convierte en CBC. El CBC es otro de los seis grandes cannabinoides y el tercero más abundante en la planta junto con el THC y el CBD. El CBC no es psicotrópico y tiene propiedades antiinflamatorias que aumentan su eficacia en combinación con el THC, un ejemplo de las interacciones naturales entre los cannabinoides en el cannabis, los cuales se potencian entre sí.

Beneficios terapéuticos potenciales del CBC: combate el cáncer, reduce el dolor y la inflamación, promueve funciones cerebrales más saludables, estimula el crecimiento del tejido óseo, actúa como antibiótico y antifúngico e inhibe el acné.

CBG (CANNABIGEROL)

El CBG tampoco es intoxicante. Su precursor químico es el CBGA, a partir del cual se producen naturalmente todos los demás cannabinoides. El CBG suele estar presente en la planta de cannabis en cantidades mucho más bajas que otros cannabinoides. Aunque se considera un cannabinoide menor, es, no obstante, uno de los seis principales. Las investigaciones realizadas en Europa han demostrado que el CBG es antibacteriano y eficaz contra cepas bacterianas resistentes como el *estafilococo áureo* (SARM), resistente a la meticilina.

Beneficios terapéuticos potenciales del CBG: sirve para tratar el glaucoma, disminuye la inflamación en el síndrome de intestino inflamado, combate el cáncer, protege las neuronas, previene la disfunción de la vejiga y lucha contra las bacterias resistentes a los antibióticos.

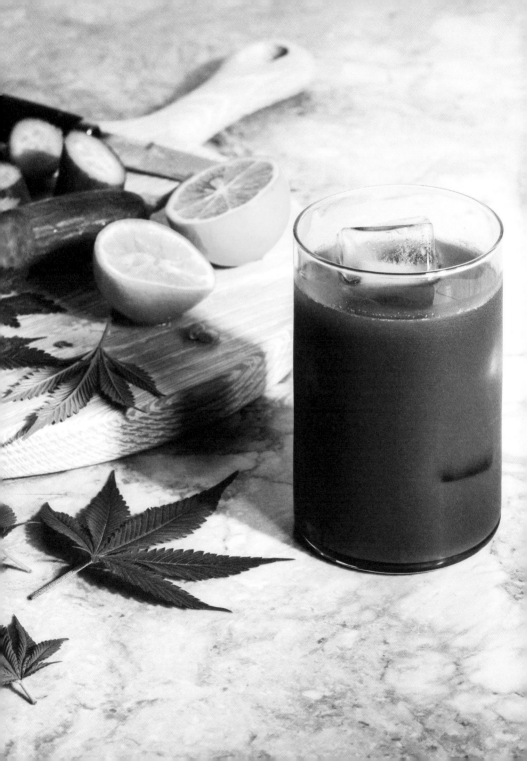

¿Cuáles son las diferencias entre el CBD derivado del cannabis y el del cáñamo?

No todo el CBD se genera igual, y no todo el CBD se obtiene de la misma versión de la subespecie de planta de *cannabis sativa*. La planta de cáñamo se cultiva de modo diferente a la planta de cannabis que consumimos. Aunque ambas son *cannabis sativa*, las plantas de cáñamo son bajas en resina, lo que significa que no producen naturalmente la sustancia pegajosa que normalmente está presente en las plantas leñosas. La planta de cáñamo contiene CBD, pero cantidades insignificantes de THC, menos del 0,3%.

El THC se forma en las glándulas de resina situadas en los cogollos y flores de la planta femenina de cannabis. Debido a que el cáñamo industrial no se cultiva para producir cogollos o flores, no produce un alto contenido en THC. El cáñamo industrial se cultiva para hacer papel, ropa, fibra y alimentos. Por su parte, las plantas de cannabis producidas para el consumo son plantas de floración femenina que contienen mayores cantidades de resina producida naturalmente, con mayor contenido de THC y una gama más amplia de usos medicinales y recreativos.

La Ley Agraria de 2019 legalizó el cultivo de cáñamo industrial y la venta de productos industriales derivados cultivados en los Estados Unidos y en el extranjero; sin embargo, no afecta al CBD extraído del cannabis cultivado para el consumo, incluso si se elimina el THC.*

Las plantas de cáñamo son fitoextractoras, lo que significa que pueden eliminar compuestos peligrosos del suelo, como metales pesados, e hiperacumuladoras, queriendo decir con ello que son capaces de crecer en terrenos que contienen compuestos peligrosos y absorberlos en sus tejidos. Se plantó cáñamo en el emplazamiento de la fusión nuclear de Chernóbil para ayudar a descontaminar el suelo a un ritmo rápido. Los desarrolladores de tierras a menudo plantan cáñamo alrededor de las fábricas tóxicas, viejas y abandonadas, debido a sus cualidades fitoextractoras. La planta de cáñamo es un aspirador natural del entorno, absorbe los contaminantes del suelo.

---

* El Real Decreto 1729/1999, del 12 de noviembre de 1999, autoriza 25 variedades de cáñamo industrial para el cultivo en España. [*N. del E.*]

Dado este hecho de la naturaleza, al comprar CBD derivado de cáñamo debemos tener en cuenta la posibilidad de que contenga contaminantes. Busque productos que hayan sido probados por terceros para detectar disolventes, metales pesados, pesticidas y hongos. Asimismo, fíjese en el método de extracción utilizado en la producción del CBD derivado del cáñamo que compra y consume. Los métodos de extracción con propano, hexano, pentano y butano son más baratos, pero pueden dejar residuos tóxicos. Se considera que la extracción con etanol es un método más seguro para extraer el CBD de la materia vegetal, al igual que la «extracción con CO_2 supercrítico», que utiliza dióxido de carbono a alta presión con temperaturas frías. Cuando compre en una tienda, pregunte al *budtender*, gerente o encargado del servicio de atención al cliente acerca de los métodos de extracción utilizados en los productos que pretende adquirir. Busque el método de extracción menos tóxico o sin disolventes. Si no puede obtener respuestas a sus preguntas en el lugar donde está comprando, consulte las páginas web de los fabricantes o póngase en contacto con las compañías directamente, en especial si no comparten públicamente su método de extracción.

Desde un punto de vista medioambiental, el cáñamo industrial suele producir una cantidad muy pequeña de cáñamo derivado del CBD durante el proceso de extracción, por lo que se necesitan más plantas que con el cannabis rico en CBD. Legalizar el cannabis para la extracción de CBD sería más beneficioso para el medio ambiente y produciría menos residuos.

Como hemos explicado en este capítulo, los cannabinoides son componentes químicos del cannabis que son claves para desbloquear nuestros receptores CB1 y CB2, activando y modulando el sistema endocannabinoide para optimizar nuestra salud y bienestar. Pero, si nos parece que el cannabis contiene muchos cannabinoides, esperemos a conocer, en el siguiente capítulo, la multitud de terpenos presentes en la planta.

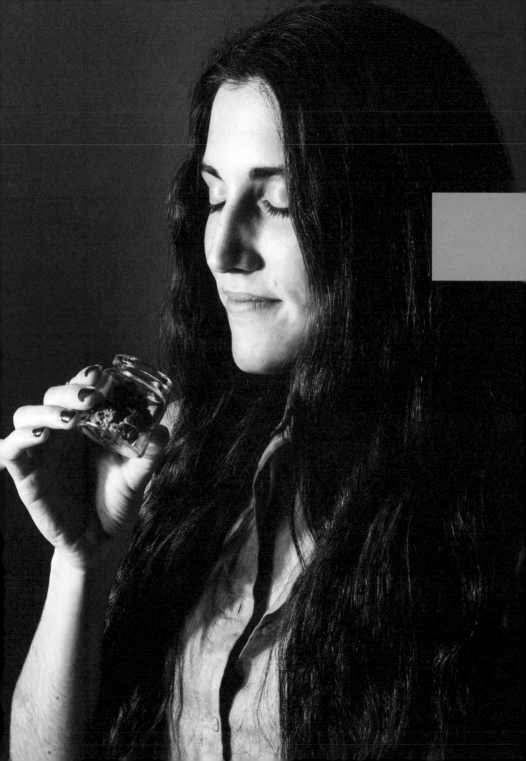

CAPÍTULO 5

Terpenos: la aromaterapia del cannabis

Los cannabinoides no son los únicos componentes del cannabis que afectan a nuestro ECS e interactúan con nuestro cuerpo y nuestro cerebro, aunque son los únicos que, de hecho, se unen a nuestros receptores CB1 o CB2. Los *terpenos* son compuestos orgánicos e hidrocarburos (formados por moléculas de hidrógeno y carbono) que están presentes en las plantas medicinales, flores, frutas y verduras. El cannabis contiene una amplia gama de terpenos que mejoran o modifican la forma en que los cannabinoides actúan o interactúan, convirtiéndolos en una parte importante de la mezcla general de componentes que afectan al modo en que funciona el cannabis en nuestro interior.

Los terpenos que hay en los aceites esenciales de las plantas medicinales son parte de la forma natural que tiene la planta de repeler a los depredadores y atraer a los polinizadores. Los terpenos producen color, olor y sabor, así que el rojo del tomate, el sabor cítrico de la naranja y el olor astringente a madera de las agujas de pino son producidos, en parte, por los terpenos. Busque en el armario de especias de su cocina: la canela, el clavo, el romero, la raíz de jengibre, el tomillo y la albahaca, por nombrar algunos, todos obtienen sus aromas y sabores distintivos de los terpenos. En general, se considera que los terpenos son seguros para el consumo y el uso tópico porque presentan baja toxicidad, utilizándose a menudo como aditivos alimentarios para potenciar el color, el sabor y el aroma. Algunos de ellos, como el linalool en la lavanda, se emplean incluso en perfumería por su aroma, o, como en el alfa-pineno, presente en el romero y utilizado, debido a sus propiedades antibacterianas, en productos naturales para el cuidado de la piel.

Si pensamos en la aromaterapia, en el uso terapéutico de extractos de plantas aromáticas y en los aceites esenciales, el cannabis puede utilizarse de manera similar cuando es rico en terpenos. Si bien la planta de cannabis contiene más de 200 terpenos, la mayoría de los productos de cannabis que encontramos en el mercado contienen cantidades significativas de tan solo unos cuantos. Cada variedad de cannabis posee diferentes porcentajes de terpenos específicos, y los efectos terapéuticos de los productos de cannabis que compramos y consumimos variarán en función de la composición de terpenos, conocida como «perfil de terpenos».

En este capítulo describimos algunos de los beneficios de los terpenos más comunes del cannabis y los productos CBD, incluyendo tópicos, comestibles y bebidas, tinturas, pastillas y otras formas elaboradas. En el pasado, los cultivadores y productores de cannabis no siempre prestaban atención al contenido en terpenos. Pero, hoy en día, y dado que los consumidores tienen más conocimiento al respecto, muchos han evolucionado y están produciendo perfiles de terpenos concretos para tratar condiciones específicas, como el dolor o la inflamación, o para conseguir determinados efectos, como la concentración, la euforia, la relajación o el aumento de la energía.

Los terpenos son los que proporcionan al cannabis un olor terroso, almizclado y, en ocasiones, amofetado, que la gente puede atribuir erróneamente al THC. El perfil terpénico del cannabis, como el de cualquier otra planta, hierba, especia o alimento, contribuye a su aroma e incluso a su sabor, incluyendo sutiles notas de cítricos, frutas o flores. Para algunas personas, el olor del cannabis es desagradable, mientras que a otras les resulta atractivo y son capaces de detectar en él los aromas matizados de distintos terpenos. El cannabis rico en terpenos tiene un aroma acre, mientras que el cannabis más barato, de menor calidad o más viejo, tiende a ser menos aromático. Dependiendo de cómo consumamos el cannabis, es posible que detectemos los terpenos, sobre todo cuando fumamos o vaporizamos y liberamos los aceites –o la resina– de la materia vegetal.

Cuando se consume cannabis, los terpenos y los cannabinoides cooperan para producir efectos específicos en el cuerpo humano y el cerebro. Esta interacción es parte del efecto séquito, descrito anteriormente en la página 50. Los terpenos presentes en una variedad particular de cannabis determinan en gran medida las cualidades y propiedades medicinales, mejorando o atenuando los efectos de los cannabinoides. Una vez que se calientan los terpenos del cannabis, se combinan para formar una cascada de reacciones químicas que también puede influir en el modo en que nuestro cuerpo responde a los cannabinoides.

Tengamos en cuenta que una variedad, o «cultivar», que contenga un terpeno concreto que estemos buscando –como el pineno para la alerta–, también podría contener un terpeno que lo compense, como el mirceno, que tiene un efecto sedante. De la misma manera que empleamos aceites esenciales de lavanda en el baño para relajarnos, o tomamos té de menta para animarnos, diferentes plantas con distintos terpenos producen efectos específicos al ser aplicadas tópicamente, inhaladas o ingeridas. Por eso, tenemos que observar el perfil general de terpenos para buscar terpenos complementarios.

Otra cosa que hay que recordar es que la flor de cannabis no proviene de un laboratorio, sino de una planta, por lo que su composición química variará dependiendo del método de cultivo y también de la zona en que haya crecido.

Para identificar terpenos específicos, al igual que sucede con los cannabinoides, podemos pedirle a un *budtender* productos con perfiles de terpenos concretos, o revisar las páginas web de los productores en las que se enumeran los componentes o ingredientes. Algunos dispensarios proporcionan los resultados de las pruebas de detección de la flor de cannabis, desglosando su contenido en terpenos, mientras que otros no lo hacen porque se requiere una tarifa adicional para analizarlos y cuantificarlos. Ahora bien, los productores o minoristas inteligentes saben que los consumidores desean aprovechar los beneficios para la salud del cannabis y están interesados en el contenido de los productos que compran y consumen.

A continuación desglosamos las posibles características, tanto externas como internas, de los terpenos que se encuentran en el cannabis y otras plantas. Comparar el cannabis con plantas más conocidas nos muestra cómo y por qué el cannabis puede aportar los mismos beneficios terapéuticos que la aromaterapia. Hay que tener en cuenta que, aunque sepamos que las variedades enumeradas contienen terpenos concretos, debemos comprobar minuciosamente los resultados de las pruebas para estar seguros. La hibridación puede alterar la composición química de cada planta.

ALFA-PINENO Y BETA-PINENO

También encontrado en el romero, agujas de pino, eneldo y albahaca.

AROMA: pino, aguarrás

USO TÓPICO: antiséptico, analgésico, antibacteriano, antifúngico, antiinflamatorio

USO INTERNO: alivia los síntomas del asma (broncodilatador), antiinflamatorio

VARIEDADES: Jack Herer de Sensi Seeds, OG Kush

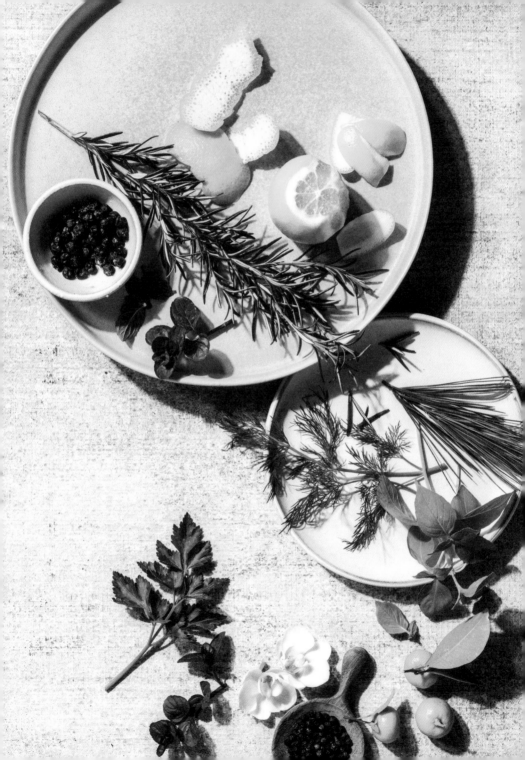

BETA-CARIOFILENO

También presente en la pimienta negra, clavo, lúpulo, albahaca, romero y orégano. Se une directamente al receptor CB2 (sistema inmunológico) de forma similar a un cannabinoide.

AROMA: pimienta, picante

USO TÓPICO: antiinflamatorio, analgésico

USO INTERNO: antioxidante, reduce los espasmos musculares y el dolor de la inflamación, es posible que suprima el crecimiento tumoral canceroso

VARIEDADES: OG Shark, Trainwreck

GERANIOL

También encontrado en los geranios, limón y tabaco.

AROMA: rosa, afrutado

USO TÓPICO: repelente de mosquitos, alivia la neuropatía, antifúngico

USO INTERNO: antiinflamatorio, anticancerígeno, neuroprotector, antiviral, antiespasmódico, antioxidante

VARIEDADES: Amnesia Haze, White Shark, OG Kush

HUMULENO

También contenido en el clavo, albahaca, lúpulo, salvia, ginseng y cilantro.

AROMA: terroso, amaderado

USO TÓPICO: antiinflamatorio, antibacteriano, analgésico, cicatrización de heridas

USO INTERNO: alivio del dolor, supresor del apetito

VARIEDADES: Master Kush, Skywalker OG

LIMONENO

También en el enebro, menta, romero y pieles de cítricos.

AROMA: cítrico

USO TÓPICO: antifúngico, antibacteriano, ayuda en la absorción de terpenos por vía transdérmica y a través de las mucosas

USO INTERNO: refuerzo del sistema inmunológico, antidepresivo, ansiolítico, antioxidante, anticanceroso, antiinflamatorio, permite tratar los problemas gastrointestinales y la acidez estomacal

VARIEDADES: Headband, Super Lemon Haze

LINALOOL

También se encuentra en la lavanda.

AROMA: floral, cítrico

USO TÓPICO: antimicrobiano, reducción del dolor

USO INTERNO: anticonvulsivo, antidepresivo, sedante, refuerzo del sistema inmunológico

VARIEDADES: LA Confidential, Skywalker OG

MIRCENO

También hallado en el lúpulo, albahaca, mango, tomillo, hojas de laurel y citronela.

AROMA: almizclado, clavo, afrutado

USO TÓPICO: antiséptico, antibacteriano, antifúngico, aumenta la absorción transdérmica

USO INTERNO: reduce la inflamación, sedante, ayuda al apetito, alivio de las náuseas

VARIEDADES: Warlock CBD, White Widow

OCIMENO

También en la menta, perejil, pimienta, albahaca, naranjo chino, mangos y orquídeas.

AROMA: amaderado, herbáceo

USO TÓPICO: antifúngico, antiséptico, antibacteriano

USO INTERNO: antifúngico, antiviral, descongestionante

VARIEDADES: Golden Coat, Strawberry Cough

TERPINEOL

También en las lilas, pinos, flores de tilo y savia de eucalipto.

AROMA: floral, pino, ahumado

USO TÓPICO: antiinflamatorio, antibiótico

USO INTERNO: sedante, ansiolítico, antitumoral, antioxidante, antibiótico, antimalárico

VARIEDADES: Fire OG, Skywalker OG

TERPINOLENO

También en la nuez moscada, coníferas, manzanas, comino, lilas y pimienta de Jamaica.

AROMA: pino, floral, herbal

USO TÓPICO: antifúngico, antibacteriano

USO INTERNO: antioxidante, anticancerígeno, sedante al ser inhalado, utilizado para tratar la enfermedad de Crohn y la colitis ulcerosa

VARIEDADES: Durban Poison, Jack Herer

VALENCENO

También en las naranjas de Valencia.

AROMA: cítrico, dulce

USO TÓPICO: repelente de mosquitos y garrapatas

USO INTERNO: antiinflamatorio

VARIEDADES: Tangie, Agent Orange

Debido a la forma en que solía cultivarse el cannabis en el mercado negro, no todas las plantas eran ricas en terpenos. El cultivo del cannabis para lograr un perfil más rico en terpenos es un empeño más reciente, ya que los consumidores son cada vez más exigentes y son muchas las personas que buscan derivar beneficios terapéuticos concretos del cannabis.

Al comprar cannabis legal debemos solicitar los resultados de las pruebas de los productos que queremos adquirir, en particular el desglose y los porcentajes de terpenos. El contenido promedio de terpenos varía entre las diferentes variedades, pero normalmente el mirceno y el alfa-pineno son los más abundantes, seguidos por el beta-cariofileno, el limoneno y otros. Un ejemplo de mirceno abundante sería de hasta 8 miligramos por gramo, descendiendo a casi 2 miligramos por gramo o menos para el resto de los terpenos. El contenido de terpenos tan solo es una mínima parte de la composición química de cualquier variedad, pero cuando un terpeno en particular aparece en los resultados de las pruebas, debemos tener presentes sus efectos a la hora de decidir si vamos a comprarlo.

Dependiendo de la forma de cannabis que adquiramos y consumamos, los terpenos pueden haber sido eliminados mediante un proceso de extracción o, en algunos casos, eliminados por completo y reintroducidos para potenciar un efecto específico. Busque la lista de ingredientes o referencias de los terpenos, si los hay, en los productos manufacturados. La flor de cannabis y los comestibles elaborados a partir de mantequillas o aceites a los que se ha añadido cannabis deberían contener una cantidad mayor de terpenos que los presentes de manera natural en la planta.

Recuerde que estamos hablando de la materia vegetal frente a los medicamentos producidos sintéticamente, por lo que puede haber una gran variación en los porcentajes de cannabinoides y terpenos en las flores y concentrados de cannabis, respectivamente. Los productos elaborados con cannabis suelen ofrecernos una composición química más precisa y consistente. Aunque no todas las tiendas legales de cannabis muestran los perfiles de terpenos de sus productos porque las pruebas de terpenos suponen un gasto adicional, conocer cuáles son los terpenos presentes –o predominantes– nos ayudará a encontrar la variedad de cannabis que mejor se adapte a nuestras necesidades. Un *budtender* bien informado puede ayudarnos a interpretar los resultados de las pruebas y orientarnos hacia productos más adecuados para nosotros.

Sin embargo, no le pida a un *budtender* que le diagnostique o le recete un producto en concreto, porque brindar asesoramiento médico va contra la ley. En su lugar, pregúntele por los cannabinoides o terpenos específicos que desee, teniendo en cuenta la lista que recogemos tanto en este capítulo como en el anterior. Lo que puede decirle es: «Estoy buscando ayuda para dormir», o «Quiero tratar el dolor de cuello» como paso previo a «Me gustaría algo rico en mirceno», o «Quisiera algo con cannabinoides y terpenos analgésicos». El resto del proceso de encontrar el cannabis que mejor se adapte a nuestras necesidades depende de cada uno. Tenemos que experimentar con diferentes variedades y formas y llevar un registro detallado (véase la página 108) hasta que consigamos los efectos buscados.

A medida que evoluciona el mercado del cannabis, las empresas manipulan las plantas para crear diferentes productos con el fin de lograr una mayor precisión en la dosificación, o bien centrarse en determinados efectos. La manera en que se fabrica un producto de cannabis puede dar lugar a una composición química más específica que satisfaga mejor nuestras necesidades. En el siguiente capítulo explicaremos las diferentes formas en que puede presentarse el cannabis, desde la planta hasta los diversos productos manufacturados, y cómo pueden procurarnos diferentes efectos.

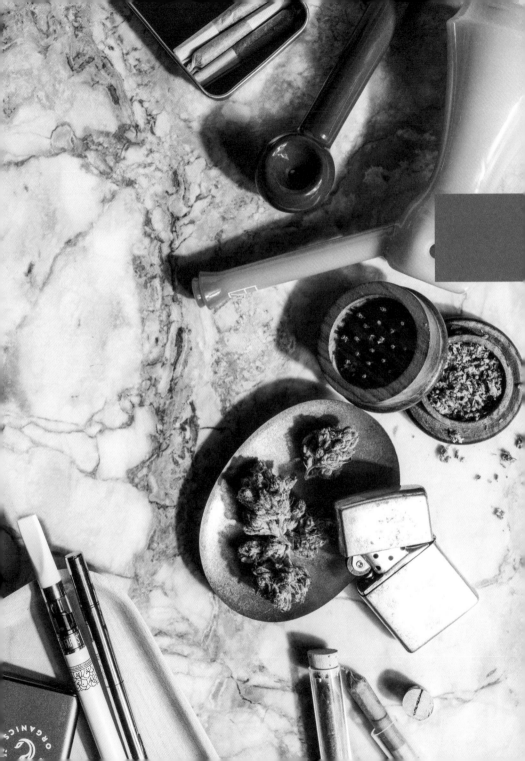

CAPÍTULO 6

Formas del cannabis: cogollos, *brownies* y otras

Hemos hablado de los diferentes principios presentes en la planta de cannabis, incluyendo los cannabinoides y los terpenos, que pueden nutrir nuestro sistema endocannabinoide (ECS) y promover la salud y el bienestar. Con el fin de entender las diferentes formas de utilizar la planta para introducirla en nuestro cuerpo, primero debemos ser capaces de reconocer los distintos modos en que puede presentarse el cannabis, dependiendo de cómo se procesa y produce.

A medida que el cannabis va legalizándose y se desarrolla la industria del cannabis, las empresas fabrican distintos productos a partir de la planta. Es posible ver en el mercado nuevas formas de cannabis procesado para el consumo, como parches sublinguales, aerosoles nasales e inhaladores. La forma en que se procese el cannabis afectará a la calidad, potencia (fuerza del producto) y longevidad (vida útil) del producto final.

DESDE LA SEMILLA HASTA SU VENTA

Veamos cómo se procesa la planta de cannabis antes de que se convierta en el producto que compramos. El procesamiento de la flor de cannabis, desde la siembra de las semillas hasta su venta en un dispensario o tienda al por menor con licencia, un proceso conocido como «desde la semilla hasta su venta», puede llevar entre cinco y ocho meses. El cultivo de la planta dura entre tres meses y medio y casi cinco meses, dependiendo de la planta específica que se esté cultivando, así como de cómo y dónde se cultive. El cannabis cultivado en interior crece y florece más rápidamente que las plantas al aire libre. Lo habitual es que el cannabis cultivado en interior tenga un contenido más alto en THC que el cultivado al aire libre, debido a que el ambiente es más limpio y controlado y no está a merced de la madre naturaleza.

El *cannabis índica* tarda entre 8 y 12 semanas en estar listo para ser cosechado, mientras que el *cannabis sativa* tarda de 10 a 16 semanas. El cultivo es el primer paso para llevar el cannabis al mercado. La cosecha de la planta es un proceso que requiere mucho tiempo y que tiene lugar una vez que las plantas femeninas han madurado y florecido. La manera en que se cultiva, en que se trata durante el crecimiento (por ejemplo, administrando pesticidas y nutrientes para las plantas) y se cosecha difiere de una granja a otra.

En un mundo perfecto, el cannabis que consumimos estaría libre de pesticidas; sin embargo, no todos los productores asumen el gasto y la compleja tarea de cultivar plantas libres de pesticidas. Algunos productos de cannabis implican procesos de extracción que pueden eliminar los residuos de los plaguicidas. Hay también algunos lugares en los Estados Unidos que establecen regulaciones que requieren pruebas de pesticidas. Revise las páginas web de los fabricantes para ver si especifican su enfoque sobre los plaguicidas y las pruebas pertinentes. Con respecto a la recolección, algunas granjas utilizan más automatización que otras, aunque ciertas partes del proceso –como el recorte de los cogollos para eliminar los tallos y las hojas– siguen haciéndose manualmente.

Los tres pasos principales del cosechado de las plantas de cannabis son los siguientes:

1 Retirar las hojas de mayor tamaño de la planta hembra. Estas son las hojas dentadas más grandes que reconocemos como cannabis y que no suelen consumirse, pero que pueden ser exprimidas por su contenido en nutrientes sin que nos hagan sentir colocados.

2 Recortar las hojas más pequeñas y los tallos más cercanos a los cogollos, los cuales pueden ser utilizados para producir aceites concentrados destinados a productos tópicos o aceites y mantequillas para comestibles.

3 Cosechar las flores y los cogollos del tallo, que permanecen en las ramas de la planta y que son ahumados, vapeados o convertidos en formas concentradas de cannabis.

Una vez arrancadas de las plantas, lo habitual es que las flores y las hojas sean clasificadas, secadas y curadas colgando las ramas en un secadero. El secado de las hojas de cannabis puede durar de 5 a 15 días. Una vez que el cannabis se ha secado y curado, se limpia y se podan las flores y las hojas de las ramas. Los cogollos recortados se introducen en recipientes herméticos, como frascos de vidrio o contenedores de metal, plástico o cerámica. (Lo principal, en este caso, es que los recipientes de almacenamiento sean completamente herméticos. Se acabaron los días en que el cannabis se guardaba en bolsas de plástico que permitían la entrada de oxígeno, lo que degradaba más rápidamente la calidad de la materia vegetal).

Para completar el proceso de secado, el cannabis se almacena en un lugar seco y oscuro durante varias semanas. La materia vegetal seca se rehidrata y los recipientes se abren brevemente varias veces para permitir que respiren las flores. Extender el proceso de curación de 4 a 8 semanas puede optimizar el producto final, y algunas variedades de cannabis se curan durante meses. En el mercado negro, suele acelerarse el proceso de cosecha para vender el producto rápidamente. Cuando adquiramos flores de cannabis, podemos preguntarle a nuestro *budtender* acerca de los detalles del cultivo; sin embargo, el cultivador no siempre comparte esta información.

Llegará el día en que las flores de cannabis serán comercializadas como el vino, con amplios datos sobre su cultivo, secado y procesamiento para los consumidores más exigentes.

Los cultivadores comerciales legales de cannabis suelen preferir un proceso de curación más largo, como el añejamiento de un vino fino, mientras que los vendedores con licencia –los dispensarios– están ansiosos por poner el producto en las estanterías, por lo que en ocasiones la cualidad del cannabis que compramos se ve afectada por la oferta y la demanda. Los productores autorizados también pueden alargar la cadena de producción y procesar la planta de cannabis de diferentes maneras, lo que incrementa el tiempo entre la cosecha y la entrega de los productos a los dispensarios y las tiendas. Aunque la frescura es importante a la hora de comprar flores de cannabis, el cannabis procesado suele tener una vida útil más larga.

Escoger un producto de cannabis de calidad puede ser todo un reto, incluso cuando se siguen las directrices descritas en este libro. Si bien podemos preguntar a amigos, familiares o compañeros consumidores para recabar sus opiniones, el *feedback* que recibamos puede ser incoherente o irrelevante para nuestras necesidades. Comprar en un dispensario de confianza, que tenga una buena reputación y reciba críticas positivas, es un buen punto de partida. Consulte, si tiene oportunidad, con un profesional médico bien informado, un profesional sanitario o un consultor de cannabis. Consulte páginas web con una buena reputación para reseñas de productos *online*, asista a encuentros educativos relacionados con el cannabis, o lea las publicaciones comerciales de la industria para obtener información sobre los productores. Conocer las formas de cannabis que existen ayuda a seleccionar los productos adecuados para nuestras necesidades.

FORMAS DEL CANNABIS

Desglosemos ahora las diferentes formas que asume el cannabis y hablemos del modo en que se procesan, empezando por las formas más cercanas al estado natural de la planta. Elegir la modalidad de cannabis adecuada para nosotros depende de cómo queramos consumirla y de la reacción que produzca en nuestro cuerpo, temas que analizaremos en el próximo capítulo.

FLOR (COGOLLO)

Las flores de cannabis son las partes peludas y pegajosas de la planta hembra que se cosechan y secan para el consumo. En su forma más común y mínimamente procesada, el cannabis ha recibido muchos nombres en el pasado: *flor, cogollo, grifa, marihuana, maría, hierba*, aunque este último se refiera a la flor y no a la hoja. Se debe aplicar calor a la flor de cannabis seca para activarla y convertir el cannabinoide natural THCA en THC. Por lo tanto, la flor seca de cannabis generalmente se fuma o se vaporiza (véanse las páginas 83 a 88), aplicando calor al material vegetal seco.

Lo más habitual es encontrar, en los dispensarios y tiendas, flores o cogollos secos de cannabis almacenados en recipientes de vidrio o plástico, a veces con una lupa incorporada en la tapa para permitirnos examinar más detenidamente el contenido vegetal. Parte de la planta seca también se muele y se utiliza en cigarrillos ya liados o porros (que son como los cigarrillos de liar), utilizando papel de liar (confeccionado con papel de cáñamo u otros materiales). Dependiendo de las leyes imperantes en cada sitio, los cigarrillos preliados pueden ser liados en los dispensarios, o bien producidos por una empresa autorizada para procesar y envasar cannabis.

Si estamos buscando los beneficios del CBD sin demasiado THC, existen variedades que tienden a ser más altas en CBD y que templarán el THC, tales como ACDC, con una proporción de CBD y THC de 20:1, respectivamente; Ringo's Gift con una proporción de

24:1; Cannatonic, con una proporción aproximada de 5:1; y Harlequin, con una proporción de 5:2. Las proporciones en la flor no son precisas y varían enormemente en función del dispositivo que se utilice para consumirla, o si se fuma, se vaporiza o se ingiere de alguna otra manera.

El **kif** es un subproducto de la flor seca y molida de cannabis, que consiste en tricomas secos pulverizados de la planta que a menudo se recogen dentro de los molinillos de cannabis. En ocasiones, el kif se añade a la flor fumada o vaporizada para aumentar su potencia. También puede someterse a presión para fabricar hachís o para obtener resina, una forma más concentrada (véase la página 76).

CONCENTRADOS

Como indica su nombre, los concentrados son modalidades más concentradas de cannabis derivadas de las flores y de las hojas más pequeñas en los que se emplean diversos tipos de procesos de extracción. Los productores tratan la materia vegetal para crear formas de cannabis con niveles más altos de THC y otros cannabinoides y terpenos contenidos en la planta. Los concentrados más potentes en CBD se procesan a partir de variedades con una mayor proporción de CBD-THC, mientras que hay otros que aíslan el CBD y eliminan completamente el THC.

Para la extracción del cannabis se utilizan disolventes como butano, propano, dióxido de carbono, etanol y aceite de CO_2, algunos de los cuales dejan residuos no deseables para la salud, e incluso tóxicos, que pueden o no ser eliminados, dependiendo de las leyes locales que regulan las pruebas y la integridad de los productores. También existen métodos de extracción sin disolventes que a menudo son preferidos por los consumidores preocupados por la salud, aunque hay que tener en cuenta que el cannabis es tan limpio como el cultivador que lo trabaja. Entre las diferentes modalidades de concentrados se incluyen las siguientes.

El **aceite de hachís al butano (BHO)** es una forma potente y concentrada de cannabis de consistencia aceitosa y pegajosa. La cera es un BHO que se ha endurecido y se ha vuelto quebradizo, mientras que el *shatter* es un BHO más crujiente y translúcido, como el vidrio. Dependiendo de la planta procesada, el BHO puede contener hasta un 80% de THC; sin embargo, el butano utilizado para elaborar BHO es tóxico. Verifique los resultados de las pruebas de los productos que muestran que el butano ha sido eliminado de lo que usted compra, o busque algunos de los concentrados aquí enumerados, que no utilizan disolventes tóxicos. En caso de duda, consulte con su *budtender*.

El **aceite de CO$_2$** se extrae utilizando presión y dióxido de carbono en un proceso llamado extracción de fluidos supercríticos, un método sin disolventes. Aunque es eficaz para la extracción, el aceite resultante suele combinarse con un aditivo para diluirlo cuando se aplica en vapeadores y cartuchos desechables. El polipropilenglicol es el aditivo más común, y existe una cierta cautela sobre la salud en torno a la inhalación o ingestión de este químico. Cuando se calienta, el polipropilenglicol puede convertirse en formaldehído. Busque concentrados extraídos de CO$_2$ que no utilicen polipropilenglicol, solicitándolos específicamente cuando visite un dispensario. Un agente disolvente menos volátil es la glicerina vegetal. La nueva tecnología de extracción supercrítica también produce aceites más diluidos que pueden no requerir agentes disolventes.

El **hachís** se fabrica comprimiendo la resina vegetal, o incluso el kif, para producir una forma más concentrada de cannabis seco. El hachís suele ser desmenuzable y un poco pegajoso, pero es más un producto seco que un producto húmedo como el aceite. También se considera más de la vieja escuela, ya que nuevas formas de concentrados han llegado al mercado. Para fabricar hachís no se utilizan disolventes, sino tan solo presión.

La **resina viva** es un tipo de concentrado de cannabis que se obtiene congelando rápidamente el cannabis recién cosechado y manteniéndolo congelado a temperaturas subcríticas durante todo el proceso de extracción. La resina viva es otro concentrado que no utiliza disolventes.

El **aceite Rick Simpson (RSO)** es una forma altamente concentrada de aceite de cannabis. Y, sí, realmente hay una persona llamada Rick Simpson que, en el año 2003, documentó su receta para este aceite que, según él, curó su cáncer de piel. El líquido oleoso, similar al alquitrán, se produce utilizando nafta o alcohol isopropílico para extraer los compuestos de la planta. El disolvente se evapora una vez que el proceso de extracción ha sido completado.

La técnica **Rosin** (colofonia) aplica un proceso de calor y presión intensos que exprime la resina o la savia del vegetal, incluyendo flores, hachís y kif. También es un método de extracción que no requiere disolventes. La técnica Rosin se puede aplicar con una pequeña plancha (de entre 3 y 5 centímetros) a una temperatura no demasiado elevada (menos de 149 °C) y papel pergamino, si así lo deseamos. Dado que este es un método de extracción sin disolventes, es el preferido por las personas a las que les preocupan las trazas de residuos tóxicos.

TINTURAS

Históricamente, las tinturas han sido la principal forma de cannabis medicinal hasta su prohibición a principios del siglo xx. Las tinturas son una forma líquida de cannabis concentrado, extraído por lo general utilizando alcohol de grano o algún líquido liposoluble, como el glicerol, y contenidas en una base de alcohol o glicerina vegetal y almacenadas en botellas de vidrio con cuentagotas para su dosificación. El material de la planta de cannabis –flores o las hojas de recorte– utilizado para hacer tinturas debe ser descarboxilado (o calentado) en primer lugar, puesto que el uso de flores directamente de una planta viva no producirá los cannabinoides THC o CBD. La descarboxilación forma parte del proceso de fabricación comercial de las tinturas de cannabis y CBD y también debe realizarse, para activar las formas ácidas de los cannabinoides, cuando se elaboran tinturas caseras. Hoy en día, algunas «tinturas»

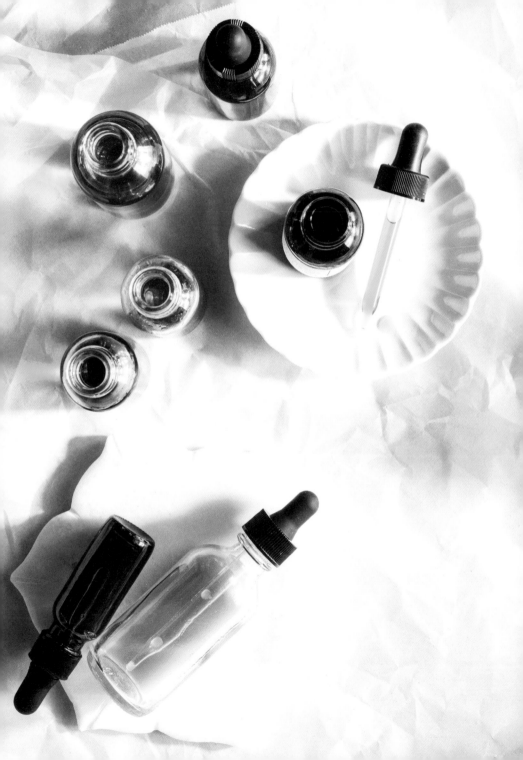

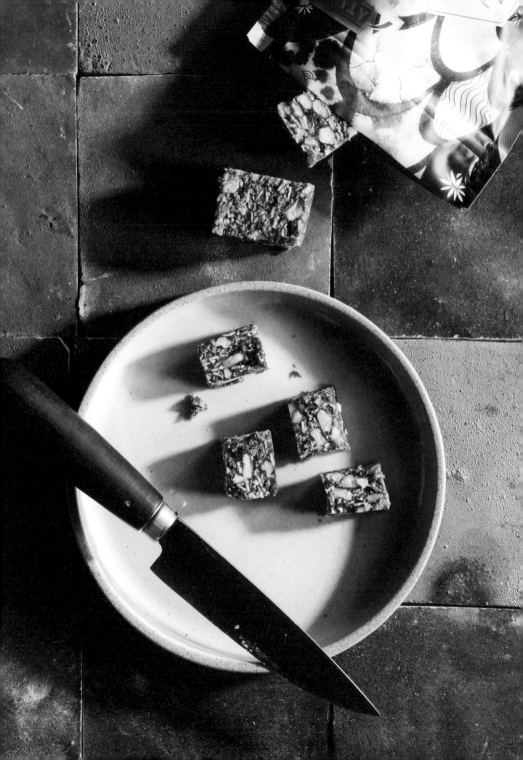

utilizan como base el aceite de triglicéridos de grano medio (MCT), es decir, el aceite de coco. Técnicamente, el aceite de coco con cannabis no es una tintura, pero a menudo se le llama de ese modo y se presenta en frascos con cuentagotas.

INGERIBLES, INCLUIDOS LOS COMESTIBLES

Hasta que no se legalizaron y abrieron los mercados de cannabis, la mayoría de las formas comestibles o bebibles de cannabis eran tinturas, cápsulas y alimentos cocinados con mantequillas o aceites infusionados con cannabis. Los cannabinoides son liposolubles, por lo que la infusión de mantequillas y aceites grasos aumenta su absorción. El consumo de cannabis descarboxilado en alimentos y bebidas ya no se limita a los productos de panadería y a los remedios caseros. En la actualidad, existe una miríada de productos comestibles de cannabis.

Los comestibles modernos incluyen dulces como chicles, piruletas, caramelos y chocolatinas; productos horneados como galletas, *brownies* y granolas; alimentos como galletas saladas, quesos y carne seca; y bebidas como café, té, zumos, vino y agua. Otras formas de cannabis ingeridas oralmente y tragadas incluyen cápsulas, pastillas solubles, tiras sublinguales y aerosoles.

Como podemos ver, las maneras de hacer llegar el cannabis a nuestro organismo a fin de lograr beneficios para la salud y el bienestar son muy abundantes. Y no dejan de desarrollarse nuevas formas a medida que la industria del cannabis sigue evolucionando. Existe un método de aplicación –o varios– para cada forma de cannabis. Vamos a explorar ahora algunos de ellos.

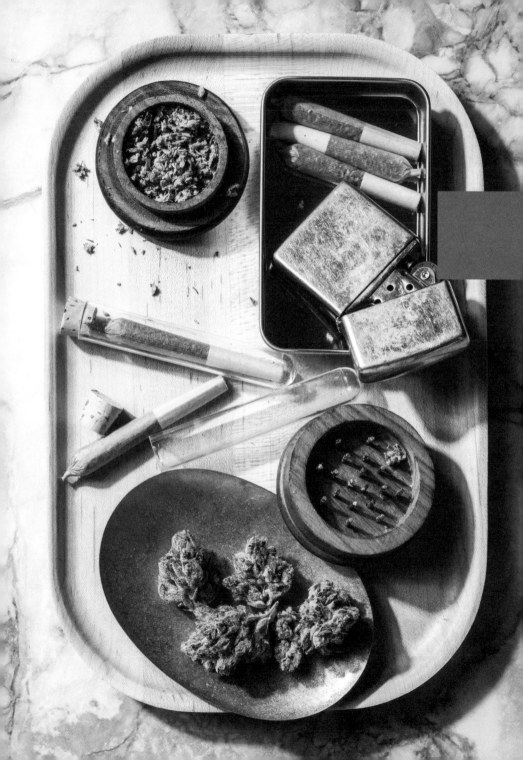

CAPÍTULO 7

Maneras de consumir cannabis: desde pipas y *bongs* hasta comestibles y aceites

¿Cuáles son las mejores maneras de beneficiarse de las propiedades terapéuticas del cannabis y el CBD? ¿Cómo aplicar las partes beneficiosas de la planta a nuestro cuerpo? ¿Existen modos de consumir mejores que otros? Estas son las grandes preguntas que resolveremos en el presente capítulo.

Hemos hablado de las principales formas del cannabis, desde el estado natural de la planta hasta las distintas presentaciones y productos elaborados con diversos métodos de procesamiento. A medida que el cannabis se legaliza en más sitios, las compañías desarrollan productos que procesan la planta de cannabis para el consumidor, fabricando artículos listos para usar, que son fáciles de tomar y tolerar.

Los métodos para consumir cannabis requieren que se procese la planta de alguna manera antes de consumirla. Aunque existen opiniones diferentes sobre qué métodos de administración son más o menos sanos, las posibles opciones dependen de los efectos que buscamos y de nuestras preferencias personales. Con independencia de la forma o método de aplicación utilizado para introducir el cannabis en nuestro cuerpo, ha de prevalecer la prudencia y siempre hay que «empezar poco a poco y avanzar despacio». Tome pequeñas cantidades –una bocanada mínima, media pastilla o un cuarto de comestible para empezar– y vea cómo se siente antes de aumentar progresivamente la dosis.

Tenemos que comenzar con la forma mínimamente procesada de la planta –hojas crudas y flores secas– y, poco a poco, ir cambiando a productos más procesados. Tenga en cuenta que los productos con THC están disponibles en algunos lugares de los Estados Unidos donde son legales, pero hasta que el cannabis sea legal a nivel federal, el cannabis no puede cruzar las fronteras estatales.

HOJAS DE CANNABIS EN BRUTO

Lo creamos o no, podemos exprimir las hojas frescas y crudas de la planta de cannabis –las hojas más grandes– y derivar beneficios terapéuticos de ellas como suplemento dietético sin drogarnos. ¿Por qué razón? En la planta de cannabis cruda y no tratada, los cannabinoides están en su forma ácida, por lo que el THC, el cannabinoide psicotrópico del cannabis, aún se encuentra en la forma llamada THCA. A menos que la materia vegetal se seque y se caliente o se queme para descarboxilizarla, los compuestos del cannabis crudo no alteran la mente. Del mismo modo, el CBD en las hojas crudas de cannabis se encuentra todavía en su forma ácida CBGA. (Véase la página 46 en donde abordamos las características y beneficios del CBGA.)

El jugo de las hojas crudas de cannabis es similar al jugo de las verduras. Busque plantas cultivadas orgánicamente para reducir la cantidad de pesticidas y agentes químicos perjudiciales contenidos tanto en el interior como en el exterior de las hojas. Las hojas crudas de cannabis tienen un gusto ligeramente amargo, picante y terroso. Aunque puede acostumbrarse al sabor, también es posible disimularlo añadiendo otros jugos de frutas o vegetales. Las hojas crudas contienen vitaminas, minerales y aminoácidos, además de las formas ácidas de los cannabinoides, como THCA, CBDA y CBGA. El jugo de las hojas de cannabis proporciona a nuestro cuerpo efectos antioxidantes, antiinflamatorios y de refuerzo inmunológico. Si bien no es posible comprar hojas crudas de cannabis, podemos conseguir hojas de cannabis si adquirimos semillas y cultivamos nuestra propia planta.

INHALAR

Para inhalar cannabis quemamos o calentamos la planta seca para convertirla en una forma que absorba nuestro cuerpo. Antes de inhalar cannabis seco, debemos moler los cogollos de la planta con el fin de liar un cigarro para fumar. También es posible calentar la flor de cannabis seca y molida en un vaporizador o vapeador para descarboxilizarlo y activar el THC. Veamos más de detenidamente ahora el modo de fumar y el de vapear.

FUMAR

Fumar cannabis es similar a fumar un cigarrillo o una pipa. Succionamos en un dispositivo o herramienta que quema la materia vegetal y permite dirigir el humo a nuestros pulmones. Si bien hay algunas personas que retienen el humo del cannabis, no hay realmente necesidad de hacer tal cosa, ya que el humo penetra en nuestros pulmones y es absorbido de inmediato. Retener el humo no nos hará sentir más colocados, puesto que tomamos la misma cantidad de humo con cada inhalación. Lo más probable es que al retener el humo nos mareemos un poco por la falta de oxígeno, pudiendo causar tos e irritación bronquial si se hace durante demasiado tiempo. Algunas herramientas comunes usadas para quemar y fumar la flor seca de cannabis son las siguientes:

Los **cigarros**, confeccionados con flor seca de cannabis molida y liada en papel que puede tener forma de cilindro o cono. También se les conoce como *preliados* o *cigarrillos de cannabis*, canutos (liados con papel de fumar) o porros (mezclados con tabaco). Los cigarros preliados de la planta entera de Herbabuena, sita en California, están disponibles tanto con flores de CBD como en versiones sativa e índica. Fumar un canuto es igual que fumar un cigarrillo. Lo sostenemos entre los labios y lo encendemos con un fósforo o un mechero para aspirarlo, aunque algunas personas prefieren usar una mecha de cáñamo (disponible en tiendas y dispensarios de fumadores) que se enciende primero y se sujeta a un cigarrillo de marihuana o a otro dispositivo para fumar con el fin de obtener una llama menos tóxica (sin azufre ni butano). También podemos optar por un encendedor eléctrico que no utilice butano. Algunas personas emplean boquillas de cigarrillo o puntas de cigarrillos hechas de papel o incluso de fibra de vidrio para proteger sus dedos y labios mientras combustiona el cigarro. Una pinza de metal, también llamada horquilla, es un método de la vieja escuela para sostener el cigarro y mantener alejados los dedos del material en combustión.

Las **pipas** se presentan asimismo en muchas formas y tamaños, desde cucharas (tazón y tallo estándar) y pipas *steamroller* (tubos con una cámara) hasta pipas de un *solo uso* (pipas en forma de cigarrillo para administrar una calada o una dosis de flor de cannabis). Las pipas pueden ser simples y sencillas o más elaboradas, lo que las convierte en auténticas piezas de museo. Están hechas de materiales no inflamables como metal, vidrio, madera dura, piedra, cerámica o silicona. Algunos tubos tienen un *carburador* o un pequeño orificio que ayuda a limpiar la cámara. Para utilizar el carburador, mantenga el pulgar sobre el orificio y suéltelo mientras inhala rápida y profundamente para impulsar el humo hasta sus pulmones. Podemos comprar pipas legalmente (si tenemos veintiún años o más) en estancos, dispensarios y tiendas *online* como

DankStop, o directamente de compañías que fabrican modelos especiales, como Jane West.

Las **pipas de agua** o *bongs* son dispositivos que incluyen una cámara que contiene agua, un tubo con un recipiente en un extremo, para sostener y quemar el cannabis seco, y una boquilla o abertura, generalmente en el extremo del tubo. Para utilizar una pipa de agua, debemos introducir el tubo en la boca e inhalar, haciendo pasar el humo del tazón a través del tubo y el agua de manera que ascienda hacia nuestra boca y pulmones. El cuerpo del *bong* también tiene un carburador cuya función es la misma que el carburador de la pipa de cannabis con resultados similares. Por lo general, es posible comprar *bongs* en los mismos lugares en los que venden pipas: tiendas de fumadores, dispensarios y tiendas *online*, así como a través de fabricantes de pipas especiales como My Bud Vase.

VAPEAR

Vaporizar o vapear cannabis es un método rápido de consumir cannabis seco o concentrados de cannabis y CBD, utilizando una batería o un dispositivo de energía eléctrica llamado vaporizador o vapeador. Algunos de los vapeadores de flores o de hojas más populares son el Pax 2 de Pax, y el IQ y el MicroIQ de DaVinci. El cannabis seco y finamente molido se sitúa en la cámara interna del vapeador. Cuando vapeamos aceite, normalmente este viene en un cartucho extraíble que se conecta a un vaporizador de aceite, o bien está ya preparado para utilizar en un vapeador desechable. Si bien algunos vapeadores son aptos para consumir tanto flores secas como aceite, la mayoría están diseñados para uno u otro material. El Pax 3, por ejemplo, acepta tanto la flor como los extractos de cannabis, mientras que el Pax es solo para aceites contenidos en dispositivos cuadrados, diseñados por la compañía Pax, en lugar de los cartuchos redondos más comunes.

Un vaporizador funciona con batería –ya sea desechable o recargable– y se enciende (por lo general con unos cuantos clics) para calentar el cannabis a temperaturas bajas, medias o altas, prestablecidas por el fabricante o mediante control manual. El vapor es producido por la acción del calor, que libera los cannabinoides y terpenos de la marihuana.

Las temperaturas de vapeo son más bajas que las temperaturas de combustión, generalmente por debajo de los 235 °C. Algunos vapeadores ofrecen características que proporcionan más control sobre los ajustes de temperatura para liberar diferentes cannabinoides y terpenos a distintas temperaturas. A muchas personas, vapear les resulta menos duro e irritante que fumar cannabis.

Los dispositivos de vaporización se presentan en muchos tamaños, desde vaporizadores de sobremesa y vapeadores de mano hasta cartuchos o «recambios» que se conectan a cartuchos de aceite. Los modelos manuales suelen ser suficientemente pequeños como para sostenerlos en una mano o incluso acomodarlos en la palma de la mano, de manera que podamos cerrar los dedos a su alrededor para vapear discretamente, como la línea de vapeadores de Ario Vape Contour. También podemos adquirir cilindros, «tubos» y otros vapeadores con forma de cartucho en las tiendas de fumadores, dispensarios y tiendas *online* y utilizarlos aplicándoles recambios de aceite estándar.

Asimismo, es posible comprar vapeadores desechables con forma cilíndrica como los cigarrillos, que calientan el aceite de cannabis concentrado en el interior cuando inhalamos por la boquilla. Entre los buenos fabricantes de vapeadores desechables están Select CBD (CBD y solo terpenos), Lucid Mood, Mozen, Dosist y Wildflower, por nombrar unos pocos. Algunas compañías, como Wildflower, también fabrican cartuchos además de vapeadores. La compañía Bloom Farms fabrica vapeadores desechables, cartuchos estándar y cartuchos específicos para Pax. Pueden adquirirse vapeadores sin carga en los mismos lugares que las pipas y *bongs*. Por su parte, los vapeadores y los cartuchos de aceite precargados y desechables solo pueden obtenerse en los dispensarios, a menos que contengan CBD derivado del cáñamo sin THC.

El gráfico inferior puede ser utilizado como guía de los cannabinoides y terpenos que se liberan a diferentes temperaturas. Si tenemos un vapeador con control de temperatura, deberemos ajustarlo según el cannabinoide o terpeno que nos gustaría liberar, pero hay que tener en cuenta que el producto de cannabis que compremos debe dar positivo en las pruebas para ese compuesto en particular.

Temperaturas de ebullición de los compuestos del cannabis

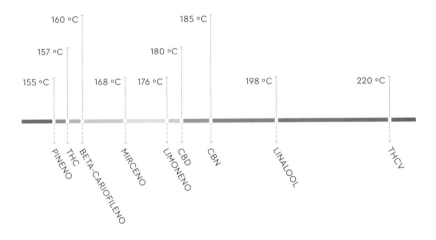

DABBING

Una forma más potente de vaporizar los concentrados de cannabis se denomina *dabbing*. Para ello, se necesita un *dab* o dispositivo de vaporización que incluya un elemento de calentamiento o *clavo*, generalmente de titanio, que resista el calor intenso. El clavo se calienta con una fuente poderosa de calor, como una llama de butano. Cuando se coloca sobre el clavo caliente una forma concentrada de cannabis, normalmente una forma sólida –como por ejemplo *shatter*, cera, *budder* o *crumble*–, esta se vaporiza de inmediato. Cuando lo inhalamos, ese vapor circula a través de la plataforma y la boquilla hacia nuestra boca y luego hacia los pulmones. Los efectos del *dabbing* son rápidos y muy potentes. La aplicación del *dabbing* es ideal para personas con dolor agudo o con afecciones que requieren medicaciones más fuertes. El *dabbing* también es popular entre las personas que buscan colocarse muy rápidamente con fines recreativos. Trate de utilizar solo concentrados puros extraídos sin ningún producto químico (sin disolventes) para aspirar un vapor limpio. Los *dabs* pueden adquirirse en la mayoría de tiendas de artículos para fumadores, tiendas *online* de parafernalia y algunos dispensarios.

INHALADORES

Respirar un líquido de cannabis concentrado por medio de un inhalador es otro modo de consumir cannabis con rápidos resultados. Los inhaladores de cannabis se utilizan con mayor frecuencia con fines medicinales o como una alternativa más saludable a fumar, vapear o dabear. Los inhaladores de cannabis típicos contienen unos 1.000 miligramos de líquido, lo que representa unas 100 inhalaciones a unos 10 miligramos por inhalación. Algunos inhaladores de cannabis en el mercado son los de Santana Smooth de Marisol Therapeutics y el Aerohalter de la Revered Company.

INGESTIÓN

Desde galletas, pastelitos, caramelos y otros dulces, hasta alimentos sazonados, salados y picantes, los productos alimenticios medicinales de que disponemos en la actualidad son tan variados como la comida misma. Aunque los alimentos grasos son más adecuados, puesto que el cannabis es soluble en grasa, prácticamente cualquier tipo de alimento puede ser impregnado con cannabis, y todos los meses llegan a los escaparates nuevos productos. Algunos comestibles populares con cannabis son: las gominolas de cannabis de Wana y gominolas de CBD de Lord and Jones, chocolate de Kiva Confections y cacao crudo de Whoopi & Maya. ¿Qué tal algo sabroso como una crema de tomate y albahaca de la American Baked Company o las galletas de queso de Auntie Delores? Las opciones comestibles son, según parece, ilimitadas.

¿Queremos disfrutar de una experiencia culinaria con cannabis o con CBD? Encontraremos actividades legales en algunos lugares que ofrecen comidas medicinales donde los chefs cocinan múltiples platos elaborados con CBD y con cannabis, como los producidos por el Chef Matt, en California, quien lleva a cabo celebraciones, como bodas, y ofrece otros servicios personalizados de chef.

También hay bebidas disponibles en el mercado que no requieren un equipo especial para ingerirlas, e incluyen agua embotellada tratada con CBD, como CBD Living Water, y café con cannabis de Somatik, refrescos como California Dreamin' y Sprig, bebidas especiales como Kombucha de GT's, bebidas energéticas como Lifted de Dixie Elixirs, e incluso cerveza como Ceria del fundador de Blue Moon o Two Roots Brewing Company, y vino de Rebel Coast Winery y Saka Wines. También podemos encontrar café molido, como Steepfuze, o té a granel o en bolsitas de Kikoko o Stillwater, que podemos preparar en casa. Incluso Coca-Cola anunció en el año 2018 que estaba considerando la posibilidad de producir una bebida hecha con CBD.

Si bien algunos comestibles y bebidas tienen un sabor inequívoco a cannabis, hay muchos creados con nuevas tecnologías que eliminan dicho sabor tanto al ingerirlos como posteriormente. Los comestibles no provocan un efecto instantáneo porque, una vez que los ingerimos, tardan un tiempo en pasar a través de todo nuestro sistema digestivo y ser procesados por el hígado. El tiempo en que tardamos en sentir los efectos de la ingestión, o de cualquier otro método de administración, difiere en cada persona debido a numerosas variables, como el propio metabolismo. Los efectos de los alimentos pueden durar más que otras formas de consumo a causa del modo en que los procesa nuestro cuerpo. El hígado altera el contenido de los cannabinoides que hay en el cannabis que hemos ingerido, incluyendo la cantidad de THC que se absorbe en el torrente sanguíneo, haciéndolo posiblemente más potente que otras formas.

CÁPSULAS Y COMPRIMIDOS

Si estamos buscando menos sabor en nuestra boca o una dosis más controlada con un efecto de liberación prolongada, las cápsulas y comprimidos son una buena opción. Cada vez son más las compañías que fabrican el equivalente a cápsulas y píldoras de estilo farmacéutico que se pueden adquirir de acuerdo a una determinada dosis y ser administradas por vía oral con agua o cualquier otro líquido (aunque no se recomienda tomarlas con alcohol porque altera o disminuye los efectos beneficiosos del cannabis). Al igual que los alimentos, las cápsulas o pastillas ingeridas tardarán un tiempo en producir efectos, los cuales pueden durar unas cuantas horas. Las cápsulas y pastillas son discretas y fáciles de transportar y no producen olores ni desperdicios. Busque productos de compañías como Dr. Robb Farms, incluida su línea de Mom's Formula (pastillas no solo para mujeres), Equilibria (cápsulas CBD) y Altus (pastillas).

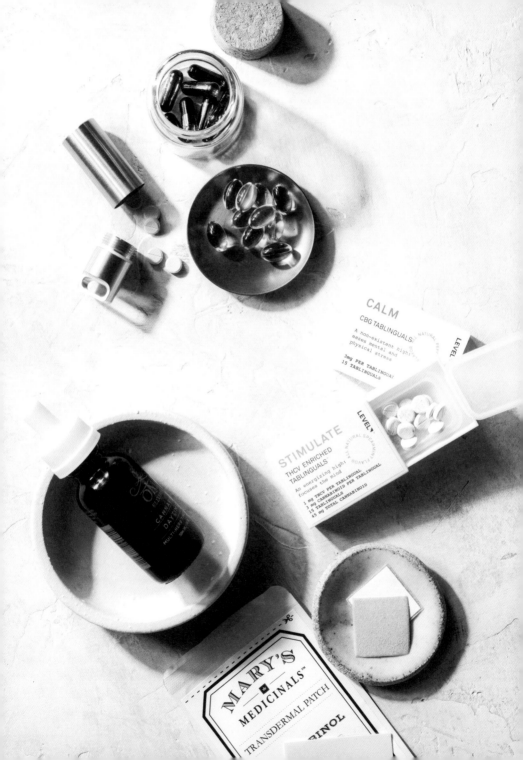

CALM

CBG TABLINGUALS

A non-existent high;
eases mental and
physical stress

3mg PER TABLINGUAL
15 TABLINGUALS

LEVEL

STIMULATE

THCV ENRICHED
TABLINGUALS

An energizing high;
focuses the mind

1 mg THCV PER TABLINGUAL
3 mg CANNABINOID PER TABLINGUAL
15 TABLINGUALS
45 mg TOTAL CANNABINOID

LEVEL

MARY'S
MEDICINALS™

TRANSDERMAL PATCH

RINOL

TINTURAS

Aunque las membranas mucosas de la boca absorben las tinturas de manera eficaz, por lo general se colocan algunas gotas bajo la lengua para una rápida absorción. Sentiremos los efectos de una tintura que contiene THC más rápidamente que los de los alimentos y las píldoras. Las tinturas elaboradas con alcohol pueden hacer que nos escuezan las membranas mucosas que hay bajo la lengua, pero es menos probable que escuezan si nos enjuagamos la boca antes de aplicarlas. Hoy en día, algunas «tinturas» utilizan aceite de triglicéridos de cadena media (MCT), es decir, aceite de coco. Técnicamente, el aceite de coco con cannabis no es una tintura, pero se puede encontrar en forma de cuentagotas y la mayoría de la gente lo llama tintura. Una de las ventajas de la tintura basada en un sistema MCT es que es menos agresiva para las membranas mucosas de la boca, de manera que no escuece cuando la utilizamos. Otra de las ventajas de la tintura oral elaborada con aceite es que los cannabinoides son almacenados en grasa, no en agua. Dado que los cannabinoides son solubles en grasa, esto hace que los extractos de cannabis se absorban más fácilmente en nuestro cuerpo. Si bien el consumo de cannabis con grasa aumenta la absorción, mezclarlo con otros líquidos no grasos como café, té, zumo o agua puede retardarla.

Podemos elaborar una tintura con un frasco, alcohol y un colador. Es posible encontrar recetas para tinturas basadas en alcohol y aceite en páginas web o en libros como *A Woman's Guide to Cannabis*, de Nikki Furrer. Las tinturas se conservan en frascos de vidrio, de manera que debemos tener cuidado de que no se rompan, goteen o se derramen cuando las transportamos. Asimismo pueden despedir olor, de modo que también deberemos guardar la botella en una bolsa sellada, impermeable y resistente a los olores. Las tinturas son una buena alternativa para la dosificación progresiva, aunque no son tan precisas como las pastillas. Algunas compañías populares de tinturas son ONDA Wellness CBD, Alchemist's Kitchen y CBD Alive, que son específicos para CBD. Se pueden adquirir buenas tinturas de CBD y THC en Juna, Papa & Barkley y Care by Design.

POLVO SOLUBLE

El polvo soluble se disuelve rápida y fácilmente en cualquier líquido (agua, café, té, zumo, refrescos), mezclas, como salsa para pasta o compota de manzana, y alimentos, como el yogur y el pudín. Los polvos solubles, como los producidos por Stillwater, vienen en paquetes similares a los edulcorantes artificiales y pueden contener THC, CBD y otros cannabinoides, dependiendo del proceso de fabricación. Los polvos proporcionan efectos similares a los comestibles manufacturados, pero nos proporcionan más control sobre la dosis y son especialmente útiles para la microdosificación (que abordaremos en el capítulo 8). La tecnología que produce este tipo de polvos requiere aislar los cannabinoides esenciales y no ofrece extractos de plantas enteras. Dependiendo del producto que adquiramos, los polvos presentan diferentes proporciones de CBD y THC o contienen tan solo CBD. Inodoros, portátiles, discretos y carentes de sabor son algunas de las características de los polvos solubles.

ABSORCIÓN ORAL

Aparte de las tinturas, los productos de absorción oral son: los aerosoles, como los producidos por Life Bloom Organics' Wellness o Sleep CBD; los sublinguales (aplicados bajo la lengua) de Level, y las tiras solubles, similares a las láminas para el aliento de Kin Slips. Los aerosoles generalmente dosifican entre 1 y 5 miligramos por aerosol y se pueden aplicar debajo de la lengua, en la lengua o en cualquier parte de la boca para ser ingeridos. Las pastillas sublinguales se mantienen debajo de la lengua hasta que se disuelven y luego se tragan. Las tiras solubles se colocan en la lengua y se disuelven rápidamente. Al igual que ocurre con las tinturas, los productos de absorción oral penetran rápidamente en el torrente sanguíneo, a través de las glándulas sublinguales, y su efecto puede durar unas cuantas horas.

Algunos productos de cannabis oral, en particular los elaborados tan solo con CBD, utilizan la nanotecnología para manipular las moléculas de cannabis a nivel anatómico con el fin de incrementar su absorción. Aunque esta pretensión de absorción rápida pueda ser real, aún no existen estudios que demuestren si los productos basados en la nanotecnología son buenos o malos para el consumidor. Debido a que el consumo inteligente exige «empezar poco a poco e ir despacio», todavía no está claro que la manipulación química de las moléculas de cannabis sea eficaz para que entren en nuestro torrente sanguíneo más rápido de lo que lo harían en una forma menos alterada. Los aerosoles, los comprimidos y las tiras sublinguales se miden mejor y son fáciles de transportar, discretos y prácticamente libres de olores.

ABSORCIÓN NASAL

Las membranas mucosas de la boca no son la única zona permeable del cuerpo que facilita la absorción del cannabis en su forma líquida. Al igual que los aerosoles orales, los atomizadores nasales, como los producidos por Verra Wellness, son un método de consumo rápido y discreto. Tan solo tenemos que insertar la boquilla en la fosa nasal y rociar suavemente sin necesidad de inhalar.

USO TÓPICO

Los tópicos que contienen cannabis o CBD son productos que se aplican en la superficie de la piel, y que dependiendo de cómo se fabriquen y en qué parte del cuerpo los utilicemos, presentan diferentes tasas de absorción y beneficios. Los tópicos suelen ser tratados con formas concentradas de cannabis o formas aisladas de THC, CBD u otros cannabinoides y terpenos desarrollados a través de procesos de extracción estándar.

Los tópicos que contienen THC, como Papa & Barkley Releaf Balm y Whoopi & Maya's Rub, están disponibles exclusivamente en los dispensarios autorizados. Los tópicos hechos solamente con CBD derivado del cáñamo industrial pueden encontrarse, dependiendo del lugar donde vivamos, en las tiendas minoristas más importantes, desde farmacias hasta tiendas de alimentos orgánicos, salones de belleza y *spas*, aunque la mayoría de las tiendas venden productos de cáñamo que no contienen CBD. Otros productos de compañías como Dr. Kerklaan, Apothecanna y CBD Distillery se venden *online* y se envían a todo Estados Unidos. (En algunos estados o ciudades, el CBD puede estar regulado o prohibido a pesar de la Ley Agraria de 2019.)* Los productos hechos con CBD derivados de la misma planta que el THC versus los extraídos del cáñamo industrial pueden ser regulados de manera similar al cannabis y estar presentes en dispensarios, dependiendo del lugar donde vivamos.

Algunos productos que es posible encontrar en el mercado para su aplicación tópica son los siguientes:

▶ Sales de baño

▶ Cremas

▶ Bálsamos labiales

▶ Lociones

▶ Aceites

▶ Ungüentos

▶ *Roll-ons* (sólidos y líquidos)

▶ Pomadas

▶ Aerosoles

▶ Parches transdérmicos

---

* Solo algunos de los estados miembros de la UE reconocen el CBD como un complemento alimenticio nutricional para el consumo humano. España no se cuenta, en el momento de la publicación de este libro, entre estos estados, por lo tanto, aunque no sea ilegal, no se puede comercializar. México ha dado los primeros pasos para su legalización y es legal en Uruguay. [*N. del E.*]

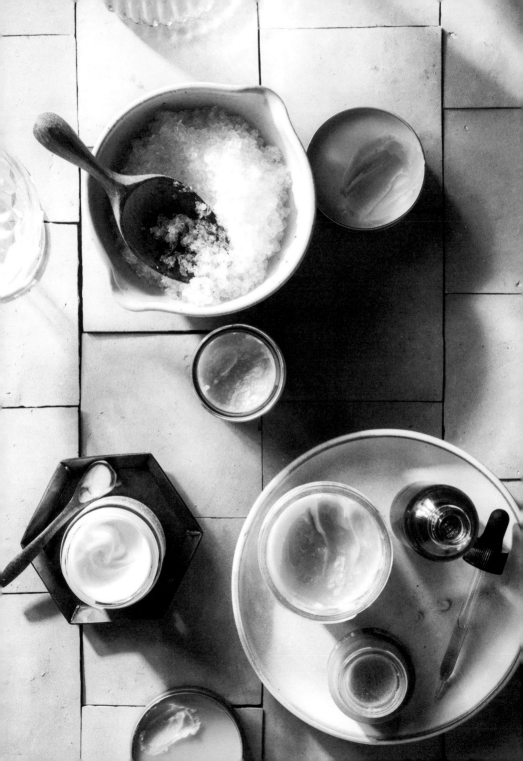

Al igual que ocurre con cualquier otro producto de cannabis o CBD, pida asesoramiento a un *budtender*, gerente o representante del servicio de atención al cliente en un dispensario o minorista; revise las páginas web de los fabricantes; póngase en contacto con la compañía para obtener información sobre las características de los productos, y lea los comentarios y las valoraciones *online* de fuentes fiables. Lea también las etiquetas de todos los ingredientes contenidos en el tópico que pretende utilizar para asegurarse de que no es sensible o alérgico a ellos, tal como haría con cualquier cosa que aplicase a su piel.

Los tópicos no son sustancias tóxicas porque la aplicación superficial en la epidermis por lo general no traspasa la barrera que impide que la mayoría de ellos penetren en el torrente sanguíneo o la barrera hematoencefálica que protege el cerebro. Aunque un tópico que no sobrepase estas barreras no debe aparecer en un análisis de sangre u orina, siempre hay que tener cuidado al utilizar cualquier producto derivado del cannabis, ya que nunca hay una garantía completa de que no se producirá ningún perjuicio.

Algunos tópicos se pueden elaborar con una sustancia portadora penetrante, un ingrediente farmacéutico activo (API, por sus siglas en inglés), que ayuda a que el producto se absorba bajo las capas de la piel e ingrese en el torrente sanguíneo. Los API pueden ser liposomas, ácidos grasos e incluso algunos terpenos (como limoneno, linalool y geraniol) que promueven una absorción más profunda. El ácido oleico y el aceite de emú son los que más suelen utilizarse en los productos transdérmicos de cannabis. Cuando compre un tópico para un alivio muscular o articular más profundo, busque uno de los siguientes aditivos que hemos mencionado o el término transdérmico en la etiqueta. Cualquier tópico *transdérmico* que se adhiera a la piel, incluidos los parches transdérmicos como los de Mary's Medicinals, será más eficaz si se aplica en una zona del cuerpo con gran cantidad de venas como la parte interna de la muñeca, los tobillos o el cuello. Precaución: una vez que los cannabinoides y terpenos presentes en los tópicos confeccionados con cannabis penetran en nuestro torrente sanguíneo, podemos dar positivo si nos sometemos a una prueba de detección de drogas.

Los tópicos con cannabis o con CBD derivado del cáñamo, que no penetran profundamente en la piel, pueden ser eficaces para promover la curación de la inflamación que se manifiesta como enrojecimiento, descamación, sequedad extrema o salpullido, llagas o erupciones tales como rosácea, psoriasis, eczema y acné, así como raspaduras y cortes, quemaduras e incluso cicatrices. Los tópicos también pueden utilizarse para el dolor muscular y articular menor.

Algunos de los beneficios del uso de productos tópicos incluyen el tratamiento de las irritaciones de la piel o del dolor muscular o articular de una manera específica, procurándonos los beneficios de los cannabinoides y, en ocasiones, de los terpenos (si están contenidos en el producto que utilizamos) sin que nos provoquen la sensación de que estamos colocados. Los productos tópicos se pueden transportar fácilmente y son muy discretos, aunque algunos deben almacenarse en un ambiente fresco y seco, ya que pueden no ser tan estables como otros.

INSERCIÓN

Otro método de administración de cannabis menos conocido es el de los supositorios, incluidos los vaginales, como los de Foria, y los rectales, como los comercializados por Endoca. Las paredes de la vagina y el recto son permeables, como nuestra boca, por lo que la absorción en la región inferior del cuerpo es rápida y eficaz. Los supositorios de cannabis, como cualquier otro supositorio, están hechos con materiales solubles, como las cápsulas de gelatina, o ingredientes como la manteca de cacao.

Los supositorios vaginales se disuelven y absorben para proporcionar alivio del dolor y promover la relajación corporal sin producir efectos alteradores de la mente. Los supositorios vaginales se utilizan para aliviar el dolor y la inflamación en todo el sistema reproductivo, incluido el útero, y para reducir los cólicos menstruales y el dolor pélvico provocado por afecciones como el síndrome del ovario poliquístico. En el mercado también hay disponibles tampones elaborados con THC, que alivian los cólicos menstruales. Al igual que ocurre con los tampones normales, es importante cambiarlos regularmente para evitar problemas de salud como el síndrome de *shock* tóxico (TSS). No hay estudios ni informes que indiquen que los tampones hechos con THC sean más propensos a causar TSS. La mayoría de los productos vaginales de cannabis y CBD están disponibles en los dispensarios autorizados.

La administración de supositorios rectales permite aliviar rápidamente el dolor del síndrome de intestino irritable, colitis, enfermedad de Crohn y otras dolencias, molestias y trastornos digestivos e intestinales. Los supositorios son moderadamente rápidos –tarda entre veinte y treinta minutos en producir sus efectos– y duran desde una hora a unas cuantas horas, dependiendo de la potencia y de todas las variables habituales entre diferentes individuos.

Ahora que estamos más familiarizados con las distintas formas que asume el cannabis y las diferentes maneras de administrarlo en nuestro cuerpo, vamos a repasar cómo dosificarlo para obtener efectos óptimos; y también presentaremos el concepto de *microdosificación*, de manera que podamos obtener más beneficios para la salud utilizando cantidades más pequeñas.

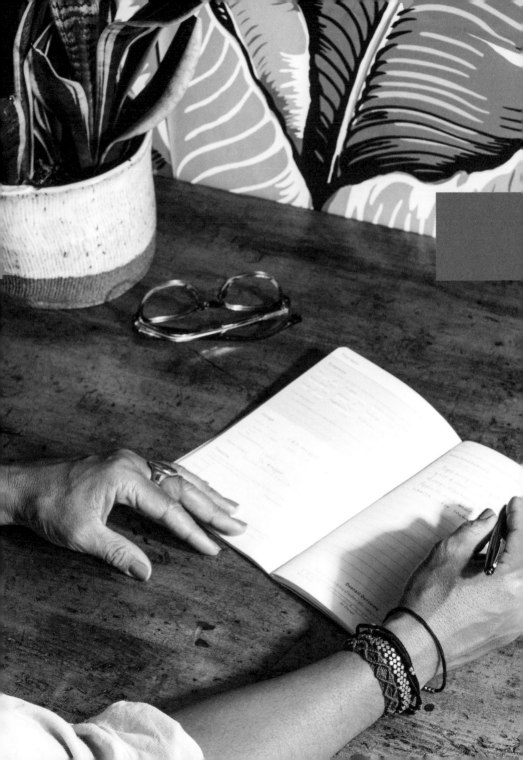

CAPÍTULO 8

Microdosificación de THC y CBD

Una cosa es familiarizarse con las diferentes formas y métodos de consumo del cannabis, y otra completamente distinta averiguar cuál es la dosis adecuada. Cuando tomamos demasiado cannabis, particularmente el cannabinoide THC, experimentamos efectos alteradores de la mente. Sin embargo, muchas personas que buscan beneficios para la salud y el bienestar no necesariamente quieren sentir esos efectos. Entonces, ¿cómo podemos introducir cannabinoides beneficiosos –incluyendo el THC psicotrópico– en nuestro cuerpo sin que la mente se altere? La respuesta es la microdosificación.

La microdosificación es un método de consumo moderado atribuido al científico suizo Albert Hofmann, que, en la década de 1970, ingería regularmente pequeñas dosis, o toques, de ácido lisérgico, más conocido como LSD. Hofmann se propuso probar que, en dosis más pequeñas, una sustancia con poderosos efectos de alteración mental podría, en cambio, poseer un valor terapéutico evitando el efecto de estar colocado. Y lo que consiguió fue demostrar la virtud de un enfoque aparentemente contrario a la lógica en el consumo de drogas, reportando beneficios entre los que se incluye una sensación general de bienestar.

El concepto de ingerir dosis muy pequeñas también es aplicable al cannabis. La microdosificación del cannabis supone consumir dosis bajas en THC repetidamente durante un determinado periodo. Las dosis bajas en THC pueden formar parte de una rutina de salud para controlar el estrés, la ansiedad y otras dolencias y trastornos. Si añadimos CBD a la mezcla, obtendremos beneficios adicionales de este popular cannabinoide, a la vez que moderaremos los efectos del THC. Por lo general, no tomaremos microdosis de CBD porque sus efectos son más sutiles y tarda más tiempo en acumularse en nuestro organismo antes de llegar a percibirlos. A menudo, las personas afirman no percatarse de que el CBD está funcionando hasta que dejan de tomarlo y retorna su ansiedad, inflamación o dolor.

¿Qué cantidad podemos considerar que es una microdosis? El nivel exacto de THC que constituye una microdosis es relativo a la persona que lo consume, pero una microdosis típica oscila entre 1 y 10 miligramos. Nuestro metabolismo, sensibilidad a los medicamentos, nivel de tolerancia e incluso qué y cuánto hemos comido o bebido previamente afectan a cuánto debemos consumir y cómo nos sentiremos. Si somos sensibles a los efectos del THC o somos nuevos en el cannabis, 2,5 miligramos de THC serán suficientes. Si tenemos más tolerancia, sobre todo si hemos estado consumiendo durante un periodo más largo, 15 miligramos pueden ser más eficaces en nuestro caso y, aun así, ser considerados una microdosis.

No importa de qué modo o cuál es la forma de cannabis que consumamos, empezar con poco y aumentar lentamente la cantidad es la mejor manera de hacerlo. Lo mismo ocurre con las microdosis, es decir, tenemos que comenzar con una cantidad menor de lo que consideraríamos una dosis baja para luego ir aumentándola de manera paulatina en el transcurso de varios días (no incrementar en el mismo día). Cuando dejamos de sentirnos bien y empezamos a sentirnos mareados o colocados, disminuimos la dosis para encontrar nuestra microdosis óptima. Es recomendable tener a mano una tintura confeccionada únicamente con CBD por si empezamos a sentirnos incómodamente colocados. Una dosis administrada según lo indicado en un frasco de tintura de CBD y mantenida bajo la lengua permite reducir el efecto rápidamente y de manera segura. Si no tenemos tintura de CBD, masticar unos cuantos granos de pimienta también ayudará a contrarrestar los efectos psicotrópicos del THC.

¿DEBERÍA UTILIZAR MICRODOSIS?

La microdosificación está indicada para cualquiera que quiera cosechar los beneficios de consumir cannabis sin los efectos de alteración mental, euforia o letargo que se derivan de dosis más altas de THC. Algunas personas microdosifican el cannabis para estimular la productividad, la creatividad y la concentración.

Antes de comenzar con la microdosificación, primero determine el objetivo que persigue al tomar pequeñas cantidades de THC durante el día. Las razones más comunes para las microdosis son reducir la ansiedad y la inflamación, o bien aliviar el dolor crónico, aunque no debilitante. Las microdosis pueden utilizarse para aumentar la concentración, la productividad y la creatividad, o incluso para facilitar el sueño. Sin embargo, la mayoría de las personas que toman microdosis están tratando un problema de salud crónico que hace que afrontar su jornada se convierta en un desafío.

No consuma cannabis si toma medicación hasta que haya investigado todas las posibles interacciones, o, dicho en terminología médica, cerciórese de que el cannabis no esté contraindicado para ningún medicamento que esté tomando actualmente. No interrumpa la administración de ningún medicamento a favor del cannabis sin contar con la ayuda de un profesional de confianza, preferiblemente de un médico o un naturópata que tenga conocimientos sobre el cannabis.

CÓMO INICIAR LA MICRODOSIFICACIÓN

Concentrarnos en el problema de salud que queremos tratar mediante la microdosificación nos ayudará a elegir la forma correcta de cannabis y el método de consumo, ya sea absorbiéndolo por vía oral, ingiriéndolo, fumando o vaporizándolo. Acuda a una tienda especializada para comprar lo que necesite, o, si vive en un lugar donde la venta de cannabis es legal, haga un pedido de los productos que desea y recíbalos en su misma casa. California, en particular, cuenta con compañías que distribuyen cannabis a domicilio, como Eaze, Sava y Goddess Delivers. Respecto a los productos CBD derivados del cáñamo, busque una tienda que los comercialice o pídalos *online* para su entrega en el caso de que sea legal. Las páginas web de empresas acreditadas especifican a qué lugares pueden realizar envíos legalmente.

Antes de consumir cannabis, sobre todo la primera vez, procure que al menos un amigo de confianza o un miembro de su familia sepa lo que está planeando hacer. Si bien consumir cannabis o CBD en el ambiente seguro de nuestro hogar, particularmente en microdosis, no es peligroso, es una buena idea tener a una persona de apoyo para que cuide de nosotros. Decidir cuándo tomar sus microdosis depende de nuestro horario y estilo de vida. Es recomendable empezar un fin de semana en el que no tengamos que conducir para ir a trabajar –lo que es peligroso bajo la influencia del cannabis–, o bien utilizar el transporte público, puesto que puede resultar incómodo si tomamos demasiado y nos colocamos, y experimentar una sensación de vértigo o náusea.

Recabe información sobre la potencia, la dosis recomendada y la duración de los efectos en el envase o la etiqueta del producto, obtenga los detalles de un *budtender*, o consulte la página web del fabricante. Tenga en cuenta toda la información del producto antes de consumir nada. Configure recordatorios en su teléfono para aplicar sus microdosis a intervalos regulares a lo largo de la jornada. Con el tiempo, aprenderá cuánto y cuándo debe tomar para conseguir los efectos que desea.

CÓMO OBTENER LA MICRODOSIS ADECUADA

Los productos comestibles, una presentación muy común del cannabis, pueden dividirse en cantidades microdosificadas; sin embargo, los alimentos y bebidas a los que se les ha añadido cannabis son difíciles de dosificar con precisión. Podemos adquirir comestibles que ya están adecuadamente dosificados, por lo general con unos 5 o 10 miligramos. Si bien siempre es posible trocear una galleta de 10 miligramos o chocolate en mitades o cuartos, habrá cierta variabilidad en cada pieza.

Una mejor opción para la microdosificación es la tintura con cuentagotas. La mayoría de las tinturas de cannabis, especialmente si no han sido creadas para uso médico, vienen con cuentagotas sin marcar. Puede comprar un cuentagotas o una jeringa de plástico que tenga marcados los miligramos para medir dosis más precisas. Obtener dosis exactas a partir de tinturas dependerá de que la empresa fabricante someta su producto a las pruebas pertinentes para comprobar la presencia de la cantidad global de THC, o de cualquier otro cannabinoide contenido en el líquido o el aceite concentrado. Utilice productos que tengan instrucciones sobre la dosificación en la etiqueta, o información referente a la potencia, y luego calcule la cantidad para medir el contenido con un cuentagotas con el fin de adaptarlo a sus necesidades.

La manera más fiable de obtener una dosis precisa de THC u otros cannabinoides es tomarlo en forma de píldoras, cápsulas o comprimidos de un fabricante que gestione más de un proceso farmacéutico. Las píldoras, cápsulas y comprimidos que se encuentran en las tiendas de cannabis deben mostrar la información sobre los ingredientes y la dosis en el envase o la etiqueta del producto o en su página web. Algunos fabricantes producen comprimidos y pastillas solubles en dosis tan bajas como 2,5 miligramos, algo que es menos probable que encontremos en los comestibles. Los dulces comestibles, como chicles y caramelos, suelen contener dosis en torno a 5 miligramos, de manera que si los partimos por la mitad podremos obtener aproximadamente 2,5 miligramos en cada trozo.

También podemos utilizar la microdosificación fumando o vapeando cannabis; sin embargo, las dosis son mucho más difíciles de medir con exactitud. Aunque no se puede determinar con precisión que una inhalación equivalga justamente a 5 miligramos, es posible observar, por ejemplo, que después de una inhalación nos sentimos relajados, después de dos, profundamente relajados, y después de tres, soñolientos. Por lo tanto, si buscamos una microdosis, una o dos inhalaciones serán suficientes en nuestro caso.

Es fácil equivocar la dosis idónea cuando inhalamos cannabis, así que una buena manera de empezar es tomar simplemente un poco cada vez para ir aumentándola paulatinamente hasta que consigamos los efectos que queremos y evitar los efectos indeseados. Si queremos sentirnos relajados o menos ansiosos, o tener más concentración, utilizamos una dosis más pequeña. Si queremos que nos ayude a dormir, podemos utilizar una dosis un poco más alta. Recuerde que la inhalación de cannabis produce efectos casi de inmediato, mientras que los comestibles tardarán un rato en pasar por nuestro sistema digestivo antes de que sintamos los efectos. Las tinturas y aerosoles orales o sublinguales también nos afectarán más rápidamente.

PAUTAS DE DOSIFICACIÓN

Las siguientes directrices para la microdosificación explican cómo aumentar o disminuir –*ajustar*– gradualmente tanto el CBD como el THC. No se trata en ningún caso de instrucciones individualizadas, sino de técnicas generales y comunes. El proceso que vamos a describir no es una recomendación médica personalizada, sino tan solo un marco general que explica cómo gestionar de manera típica y regular las microdosis, así como las dosis más elevadas.

1   Determine el modo de administración. Por lo general, querrá seleccionar un método que procure alivio inmediato y otro para el alivio a largo plazo. En el caso de las afecciones crónicas, los preparados orales de acción prolongada son la base del tratamiento, mientras que las aplicaciones de vaporización, inhalación y de uso tópico sirven para combatir de manera radical los síntomas agudos.

2   Elija la proporción adecuada. Podemos obtener cannabis medicinal rico en CBD, THC, o una proporción equilibrada de cannabinoides. Un proceso común es probar las proporciones en este orden: 20:1 de una medicina rica en CBD, 1:1 de equilibrio de CBD y THC, 1:6 con predominio de THC y 1:20 con predominio también de THC.

3   Elija su(s) producto(s). Pregúntele a expertos como su *budtender* o un consultor de cannabis, consulte las páginas web de los fabricantes y lea las reseñas de fuentes fiables. Pida a sus amigos o colegas información puntual, pero no confíe en los consejos categóricos de las personas sin experiencia.

4   Comience con una dosis muy baja y vaya ajustando poco a poco la microdosis.

En cuanto a la dosificación de CBD, comience con un remedio con CBD de 15 a 20 miligramos dos o tres veces al día, el cual puede ser reajustado al alza con relativa rapidez, es decir, 5 miligramos cada semana. Con ayuda médica, el tiempo de ajuste puede acelerarse. Esté atento a los síntomas de malestar estomacal y diarrea o de empeoramiento versus mejoría de los síntomas.

Añada THC, si es necesario, y ajuste lentamente al alza. Empiece con 1 miligramo y añada 0,5 miligramos cada tres días hasta que se alivien los síntomas, observando cuidadosamente los efectos secundarios no deseados, como mareos o ansiedad. Trate de alcanzar su dosis terapéutica óptima ajustando al alza o a la baja en pequeños incrementos de CBD y THC. Si todavía no funciona de la manera que desea, inténtelo con un producto distinto.

Si no observa una mejoría significativa en el plazo de ocho semanas, consulte a un especialista en cannabinoides para efectuar más ajustes.

Para la dosificación de THC, comience, durante la primera semana, con 1 miligramo antes de acostarse, en el caso de que experimente somnolencia como efecto secundario. Transcurridos entre ocho y catorce días, si ha tolerado bien la dosis anterior, pero todavía no observa un alivio de los síntomas, aumente la dosis en incrementos de 0,5 miligramos de THC a la hora de acostarse. A partir de las dos semanas, siga aumentando con 0,5 miligramos de THC a la hora de acostarse, según sea necesario. Si no experimenta efectos adversos, puede tratar de utilizar pequeñas cantidades de THC durante el día hasta que obtenga el alivio buscado. Lo más habitual es tomar una dosis efectiva cada seis horas. El objetivo es encontrar su dosis terapéutica óptima sin experimentar efectos secundarios indeseados.

Si consume THC, tenga cuidado de no trabajar con maquinaria o cualquier otra cosa que requiera equilibrio y destreza o reflejos rápidos, ya que puede alterar la percepción. No conduzca bajo la influencia del THC.

SEGUIMIENTO DE LA MICRODOSIFICACIÓN

Hasta que el cannabis sea legalizado por el gobierno federal, se produzca con pruebas adecuadas y consistentes y se fabrique en dosis cuantificadas de manera exacta, la microdosificación debe comenzar con dosis muy bajas, aumentando gradualmente y monitoreando los resultados en cada paso del proceso. Lleve un diario del proceso. Puede hacerlo con un cuaderno y un bolígrafo a la vieja usanza, o descargar un diario o una aplicación de seguimiento para llevar un registro de lo que toma.

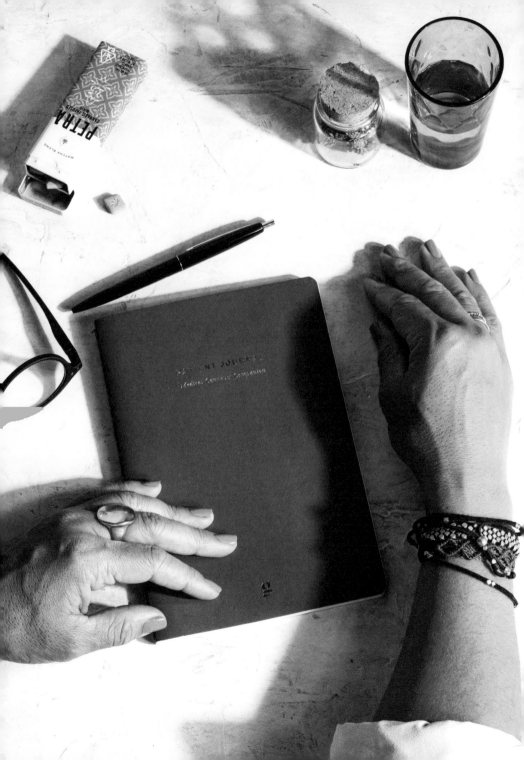

Estas son algunas observaciones que debe registrar en el diario de THC o de CBD:

▶ Fecha y hora

▶ Objetivo(s)

▶ Producto(s) consumido(s) (variedades, proporciones, ingredientes dominantes, todo lo que sepa)

▶ Dosis consumida(s)

▶ Hora(s) en que se consumió

▶ Inicio de los efectos (cuánto tiempo ha transcurrido hasta sentirlos)

▶ Efectos (de qué tipo y especificación de leve a fuerte)

▶ Duración en minutos/horas

▶ Otros medicamentos o suplementos consumidos y cuándo

▶ Comidas y alimentos consumidos y cuándo

▶ Sensaciones antes de la dosis (y especificar de leves a fuertes)

▶ Sensaciones después de la dosis

▶ Resultado (peor, sin cambios, mejor, óptimo)

Registre la hora del día en que consume, anote lo que ha comido o bebido, su estado de ánimo antes y después de consumir, y detalle los efectos que percibe, tanto positivos como negativos, incluyendo cuánto tiempo persisten. Consigne minuciosamente las proporciones de THC y CBD de los productos consumidos, así como de las variedades si las conoce.

Las tiendas acreditadas identificarán claramente las variedades de cannabis y nos suministrarán una copia impresa de los resultados de las pruebas que describen los porcentajes de cada uno de los compuestos principales contenidos en el producto. Los productos de cannabis regulados por el gobierno contendrán diversos detalles en el envase, a menudo dependiendo de las leyes del lugar donde se produzcan y comercialicen. La mayoría de los fabricantes incluyen los resultados de las pruebas en sus páginas web. Si no es posible obtener fácilmente los resultados de las pruebas de los productos fabricados, debemos buscar productos alternativos de compañías que estén dispuestas y sean capaces de revelar esta información crítica.

Con el tiempo, debemos saber determinar no solo qué forma de cannabis funciona mejor en nuestro caso, sino también cómo cuantificar la dosis adecuada de lo que consumamos. Si somos novatos en el uso del cannabis, o hemos tenido una experiencia desagradable con él, la microdosificación puede ser una introducción o reintroducción más cómoda a los beneficios de la planta sin tener que lidiar con efectos extremos.

Y si buscamos alivio o efectos progresivos a lo largo del tiempo, la microdosificación es ideal. No obstante, si padecemos dolencias más agudas que requieren una acción medicinal más intensa, el cannabis también puede ser utilizado de esta manera.

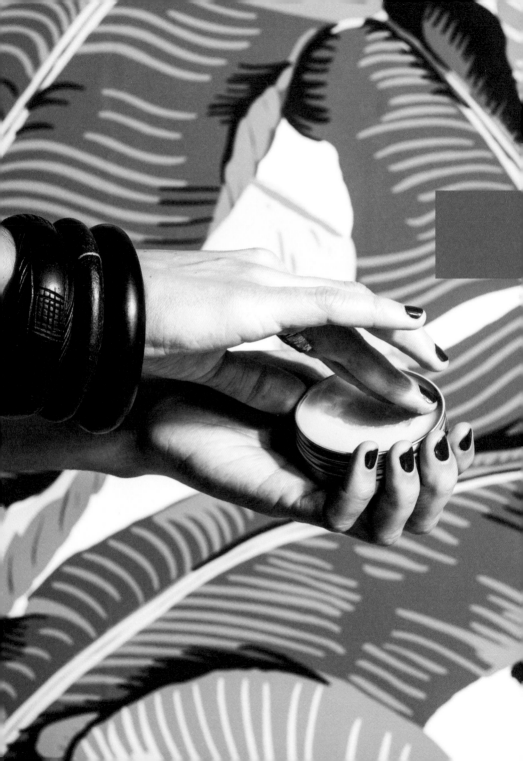

CAPÍTULO 9

Cannabis y dolencias agudas

A lo largo de este libro, hemos mencionado una variedad de enfermedades que pueden ser tratadas con cannabis y sus derivados. Profundicemos ahora un poco más en algunas de las dolencias agudas más comunes y en el modo en que el cannabis es aconsejable para estos casos. Hemos incluido historias de pacientes reales de la doctora Chin con el fin de ilustrar las aplicaciones del cannabis en la vida real para tratar afecciones agudas.

Tengamos en cuenta que estas anécdotas no son recomendaciones individuales que podamos aplicarnos a nosotros mismos o a alguien que conozcamos, sino que su único objeto es ilustrar diferentes aplicaciones terapéuticas del cannabis. Al final de cada historia, incluimos una breve lista de los cannabinoides y terpenos con los que es posible tratar los problemas específicos mencionados, si bien no son recomendaciones médicas y no abordan ninguna afección subyacente.

DOLENCIA: NÁUSEAS

Harold era un hombre delgado y de aspecto frágil que acudió al consultorio de la doctora Chin quejándose de náuseas crónicas y reflujo gástrico. Tras haber pasado varios años enfermo durante su infancia, incapaz de comer, digerir o absorber adecuadamente los nutrientes de sus alimentos, descubrió en la universidad que tomar marihuana antes de las comidas aliviaba algunos de sus síntomas y que podía comer sin experimentar náuseas. Años después, extensas pruebas con un especialista de la Clínica Mayo concluyeron con un diagnóstico: gastroparesia, una dolencia crónica con síntomas que incluyen vómitos, náuseas, reflujo ácido y dolor y distensión abdominal.

> La hinchazón y la tirantez de mi estómago empezaron a desaparecer y comencé a sentir menos dolor causado por los gases.

En el cerebro humano existen centros que desencadenan las náuseas y los vómitos y que poseen receptores que también controlan el tracto digestivo. Los medicamentos antieméticos, como el Ondansetrón y la Proclorperazina, actúan en estos centros receptores en el cerebro, como también lo hace el cannabis. Ahora bien, los efectos secundarios de los medicamentos suelen provocar estreñimiento y la ralentización del sistema digestivo. Sin embargo, un paciente con gastroparesia no puede permitirse el lujo de frenar un tracto digestivo ya de por sí lento.

En el caso de Harold, la doctora Chin le recetó una tintura sublingual, rica en limoneno, con una proporción de CBD y THC de 20 a 1, respectivamente. Harold comenzó a utilizar la tintura de 20:1 en una dosis inicial baja de 15 miligramos después del desayuno y el almuerzo. También recogió en su diario un seguimiento de su dosis y de los síntomas. Cada semana incrementaba la dosis en 5 miligramos hasta que sintió una mejoría en su hinchazón, digestión y dolor de estómago. Cuando Harold alcanzó los 25 miligramos dos veces al día, comenzó a sentir que su hinchazón y su digestión desaparecían.

Desafortunadamente, Harold no sintió ninguna mejoría en las náuseas y el apetito hasta que la doctora Chin le recomendó que utilizase un vapeador, rico en mirceno, con una proporción equivalente de CBD y THC (1:1). Pasados cinco minutos tras una sola inhalación, sintió un alivió de las náuseas y también aumentó su apetito.

El cannabis funcionó bien en el caso de Harold, puesto que fue capaz de eliminar tres medicamentos, dejando de necesitar antieméticos, antiestreñimiento y analgésicos. Harold prefería inhalar a través de un vaporizador diez minutos antes de las comidas para aliviar rápidamente las náuseas, así como utilizar una tintura de cannabis sublingual al mediodía para ayudarle con los calambres y la hinchazón en su tracto digestivo. También informó de que, por vez primera, realmente disfrutaba de la comida y se sentía alimentado y saciado por ella.

Los siguientes cannabinoides y terpenos permiten tratar las náuseas: THCA, THC, CBD y mirceno.

DOLENCIA: DOLOR Y ESPASMOS

El chef Andre, cuya familia era dueña de un popular restaurante de mariscos, tenía una larga historia de lucha contra la gota, una forma de artritis causada por una dolorosa acumulación de cristales de ácido úrico en las articulaciones. Cuando padecía episodios de gota, se le manifestaba en el dedo gordo del pie y entonces el pie y el tobillo se hinchaban tanto que debía sumergirlos en un cubo con hielo para aliviar el dolor y la hinchazón. Le costaba mucho moverse, y eso afectaba a su capacidad para trabajar.

La hermana del chef Andre, enfermera especializada en oncología, le sugirió que probase una pomada de cannabis para la inflamación y el dolor agudo. Tras probar varias marcas de bálsamos ricos en CBD, el bálsamo que encontró más útil fue un extracto de espectro completo de 250 miligramos de CBD, enriquecido con aceite de emú. Cuando se lo aplicó en el pie, se sintió aliviado del enrojecimiento, el dolor y la inflamación. El bálsamo también le ayudó con los calambres musculares que sentía en la pantorrilla a medida que los síntomas de la gota subían por la pierna.

La doctora Chin también le recetó una cápsula de gel por vía oral, rica en beta-cariofileno y CBD, en una proporción de 20:1 (20 de CBD y 1 de THC), con el fin de ayudar a reducir el dolor y así poder volver a trabajar. Comenzó ingiriendo una cápsula de 25 miligramos tres veces al día y, poco a poco, fue aumentando la dosis hasta encontrar el alivio óptimo cuando ingería dos cápsulas, tres veces al día, un total de 150 miligramos diarios.

Los cannabinoides presentes en el cannabis previenen la liberación de señales inflamatorias y actúan sobre los receptores del dolor en el cuerpo, razón por la cual los productos de cannabis funcionaron tan bien para el dolor sistémico y la inflamación del chef Andre. Los cannabinoides se dirigen al dolor y la inflamación en nuestro cuerpo, de forma similar a como lo hacen los fármacos antiinflamatorios no esteroideos, como el ibuprofeno, sin ocasionar estragos en el sistema gastrointestinal.

Los siguientes cannabinoides y terpenos reducen la inflamación y disminuyen el dolor: THCA, THC, CBD, CBC, CBGA, CBG, pineno, beta-cariofileno, geraniol, humuleno, limoneno, mirceno, terpineol, valenceno.

DOLENCIA: ANSIEDAD Y ATAQUES DE PÁNICO

Alyssa había padecido, durante cinco años, trastorno de ansiedad generalizada con ataques de pánico en los que experimentaba aceleración cardiaca, sudores fríos y opresión en el pecho, mientras sus manos temblaban sin control. Tenía pánico a los ascensores y los puentes, así como a las escaleras mecánicas y las intersecciones de tráfico. Aunque seguía renovando la receta de Xanax que su médico de atención primaria le había recetado, se daba cuenta de que estaba atrapada en una «puerta giratoria» que necesitaba detener.

La doctora Chin sugirió que comenzase a tomar una tintura sublingual con una proporción de CBD y THC de 20 a 1, rica en linalool. Empezó con 15 miligramos tres veces al día y, pasadas dos semanas, se sintió más relajada y menos ansiosa.

La doctora Chin le recomendó entonces que agregara una tintura sublingual con una proporción de 1:6: de CBD y THC, ya que la interacción de THC y CBD mejora los efectos de cada uno. Comenzó a microdosificar la tintura de 1:6: por la noche, empezando con una dosis de 1 miligramo justo antes de acostarse. La doctora Chin también le advirtió sobre los efectos secundarios del exceso de THC, incluyendo aumento de la frecuencia cardiaca, ansiedad, euforia y somnolencia.

Después de probar esta dosis baja en THC durante tres noches sin efectos adversos, Alyssa añadió la tintura de 1:6 a su dosis diurna de CBD 20:1, añadiendo, tres veces al día, un miligramo de THC a sus 15 miligramos habituales de CBD. Este régimen ayudó a estabilizar su sistema nervioso y a moderar sus miedos y ansiedad.

Alyssa también quería dejar la medicación benzodiacepínica, puesto que se estaba volviendo cada vez más dependiente de ella. La doctora Chin añadió un inhalador dosificador con una proporción de 1:6 de CBD y THC infundido con beta-carofileno para los ataques de pánico emergentes. Cada dosis inhalada administraba 2 miligramos de THC. Alyssa fue capaz de salir de las situaciones en las que se sentía anquilosada e incapaz de moverse. Para modular la reacción de su cuerpo al estrés, ella encontró que el cannabis prescrito le proporcionaba un alivio sostenido, reduciendo sus niveles de miedo y ansiedad y perdurando a lo largo del día sin interferir en su trabajo o su vida social.

Mantenerse al día con el ritmo de nuestro mundo moderno puede someter a nuestro sistema nervioso a una respuesta constante e intensa. Una de nuestras moléculas internas de cannabis, la anandamida, nos ayuda a atenuar el estrés y equilibra nuestro sistema nervioso, lo que nos lleva a no perder el control cuando se sobrecarga el sistema nervioso simpático.

Los siguientes cannabinoides y terpenos permiten tratar la ansiedad y los ataques de pánico: THCV, CBD, beta-cariofileno, limoneno, terpineol. El THC puede utilizarse en dosis más pequeñas y en combinación con el CBD.

DOLENCIA: CONVULSIONES

«Me siento como si fuese una víctima en una película de Freddy Krueger», afirmó Jennifer, refiriéndose al infame personaje de una película de terror de los años 80 que atacaba a las víctimas en sus sueños. Jennifer odiaba conciliar el sueño. De hecho, Jennifer odiaba irse a dormir. Desde que tenía siete años, justo después de dormirse, se despertaba abruptamente presa de convulsiones epilépticas. Nunca tenía convulsiones durante el día. Las convulsiones solo se producían poco después de entrar en el estado de sueño. El diagnóstico de Jennifer fue de convulsiones nocturnas.

A los treinta y siete años, sus convulsiones nocturnas aún no estaban controladas. Había probado más de una docena de medicamentos anticonvulsivos e incluso se sometió a dos cirugías cerebrales. A pesar de estos tratamientos, todavía padecía de dieciocho a veinte convulsiones nocturnas por mes.

Tras muchos meses de probar diferentes variedades de cannabis, la doctora Chin encontró una variedad, rica en beta-cariofileno, con un alto contenido de THC en una proporción de CBD y THC de 1 a 20, que funcionó bien en su caso, aunque luego se enfrentaron a un problema adicional, es decir, el reto de sincronizar correctamente la ingesta de la medicación. Durante las cinco primeras noches, comenzó con 1 miligramo en una cápsula con una proporción de

> *Aunque me siento una persona nueva, ha sido muy agotador. Cada noche, cuando empezaba a dormirme, experimentaba convulsiones, mis brazos y piernas temblaban, veía destellos de luz y luego sentía náuseas y mareos. Con el cannabis medicinal, ya no me despierto con esa sensación de resaca. Los músculos no me duelen. Puedo dormir. Me siento liberada.*

1:20 en THC antes de acostarse, pero esto no tuvo ningún efecto en la remisión de sus convulsiones. Contando con la ayuda de la doctora Chin, fue incrementando cuidadosamente la dosis a 1,5 miligramos entre las noches seis y diez.

Después de que la doctora Chin y el neurólogo ajustasen cuidadosamente la dosis y monitoreasen la actividad convulsiva, Jennifer aumentó lentamente la dosis hasta llegar a una capsula de 2,5 miligramos con una proporción de 1:20 de CBD y THC, respectivamente, más o menos dos horas y media antes de acostarse. Además de esa dosis, unos treinta minutos antes de ir a dormir, utilizaba un vaporizador con una proporción de 1:20 de CBD y THC para acelerar los efectos terapéuticos de relajación y somnolencia. Cuando su cuerpo metabolizaba el cannabis, prevenía las convulsiones que se producían al entrar en el estado de sueño.

Tras utilizar cannabis durante un año, Jennifer pasó a experimentar entre dos y cinco convulsiones al mes. Si se quedaba despierta hasta tarde, más allá de su pauta de sueño habitual, o si bebía durante la cena, se desencadenaban convulsiones nocturnas. Aparte de eso, el cannabis medicinal le permitió controlar sus convulsiones.

En el curso de un año, Jennifer perdió cerca de 45 kilos, empezó a hacer ejercicio y fue capaz de conseguir y desempeñar un trabajo a tiempo parcial como auxiliar de oficina.

El cannabis ha sido utilizado durante siglos para tratar las convulsiones. El 25 de junio de 2018, la USFDA [Administración de Alimentos y Medicamentos de los Estados Unidos] aprobó el primer medicamento con receta derivado del cannabis, Epidiolex, creado específicamente a partir de extracto de CBD. El doctor Orrin Devinsky, el principal investigador del estudio sobre el Epidiolex, declaró que: «El CBD se une a un nuevo receptor en el cerebro y, por lo tanto, amortigua el exceso de actividad eléctrica. El CBD parece ser un mecanismo de acción relativamente único que no es compartido por ninguno de los medicamentos anticonvulsivos existentes».*

Un estudio llevado a cabo por el National Institute of Mental Health (NIMH) también concluye que el cannabis tiene virtudes neuroprotectoras. Como neuroprotector, el cannabinoide CBD que se encuentra en el cannabis ayuda a reducir los daños en el cerebro y el sistema nervioso y estimula el crecimiento y desarrollo de nuevas neuronas. Este factor explicaría por qué Jennifer descubrió que era capaz de recuperarse más rápido de las convulsiones nocturnas y no padecía migrañas posteriormente.

Los siguientes cannabinoides y terpenos están indicados para las convulsiones (dependiendo de la causa subyacente): THC, THCA y THCV (por sus cualidades neuroprotectoras), CBD, CBG, beta-cariofileno, geraniol, linalool.

El cannabis sigue demostrando su eficacia en el tratamiento de las dolencias agudas. Y, dependiendo del modo de administración utilizado, puede ser de acción rápida o de acción más prolongada, sobre todo cuando se aplican conjuntamente diferentes métodos, como la vaporización o la ingesta de cannabis en forma de cápsulas. ¿Pero el cannabis también es eficaz para las afecciones crónicas prolongadas? Ese es el tema que exploramos en el siguiente capítulo.

---

* GW Pharmaceuticals ha comercializado en España otro medicamento, el Nabiximol (Sativex®), para contrarrestar la espasticidad en la esclerosis múltiple y tratar el dolor asociado al cáncer. [*N. del E.*]

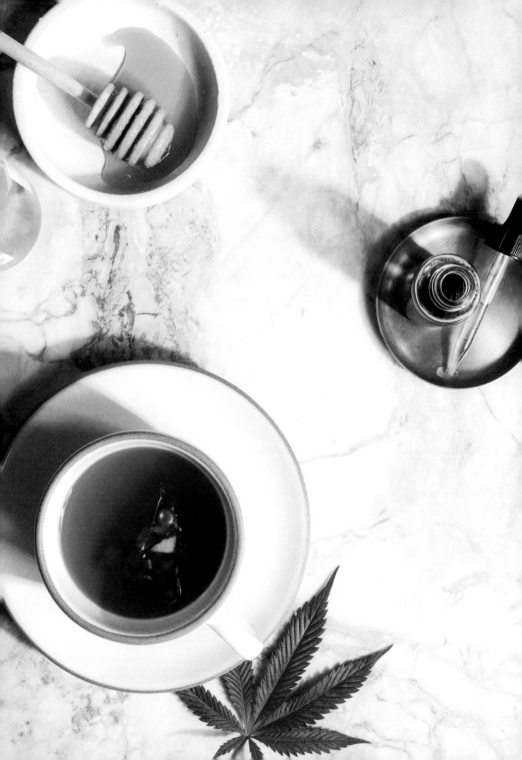

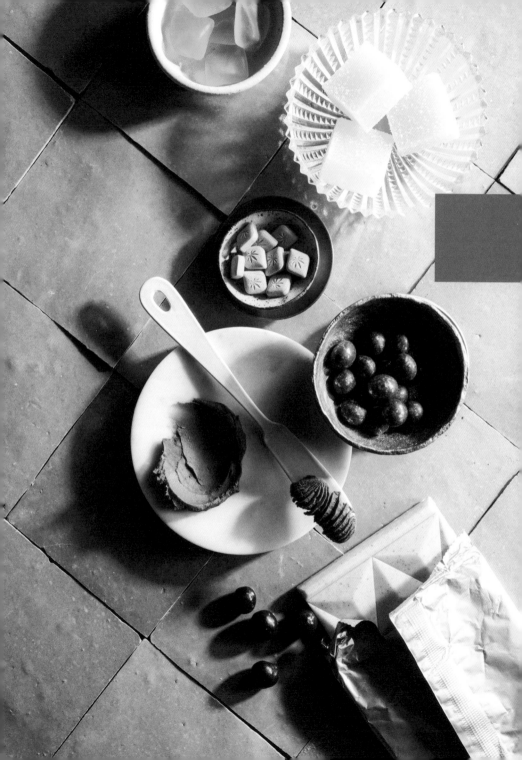

CAPÍTULO 10

Cannabis y enfermedades crónicas

Son muchas las personas que experimentan dolencias agudas en su vida, y esas experiencias tienden a recibir mucha atención porque a menudo son muy evidentes y graves. Sin embargo, hay otras personas que conviven con enfermedades crónicas que pueden ser igual de debilitantes. Algunas de estas situaciones quizá nos parezcan secundarias o puntuales, pero con el tiempo afectan a nuestra calidad de vida, así como a muchos otros aspectos de nuestra salud física e incluso mental. Así pues, ¿dónde encaja el cannabis desde el punto de vista del tratamiento de las enfermedades crónicas? Exponemos seguidamente algunas dolencias crónicas comunes y el tratamiento que reciben algunos de los pacientes de la doctora Chin.

DOLENCIA: INSOMNIO

Según la National Sleep Foundation, 40 millones de estadounidenses padecen un trastorno crónico del sueño y más del 60% de los adultos experimentan algún tipo de trastorno del sueño varias noches a la semana. Cynthia comenzó a experimentar insomnio cuando entró en la perimenopausia a los cuarenta y seis años y comenzó a tener dificultades para conciliar el sueño y permanecer dormida después de las dos de la madrugada.

Al principio, intentó tomar medicamentos que no requerían receta médica, como Benadryl y Tylenol PM, pero con frecuencia se despertaba por la mañana con dolor de cabeza y se sentía muy deshidratada. Los suplementos naturales como la melatonina, la raíz de valeriana y el aceite de lavanda no funcionaron en su caso, como tampoco la máquina de ruido blanco a la que recurrió para tratar que su cuerpo y su cerebro se calmasen. Su médico de atención primaria le recetó un medicamento Z, un medicamento que no es benzodiacepina, sino otra clase de sustancia que actúa de manera similar. El médico también le explicó que el insomnio era parte normal de la vida y que debía permitir que la medicación «hiciese su trabajo».

A la semana de tomar la medicación, experimentó parasomnias, un trastorno del sueño perturbador que podía incluir hablar o caminar mientras dormía, y que le provocaba síntomas de ansiedad durante todo el día. Su médico agregó una benzodiacepina, llamada alprazolam, para ayudar con la ansiedad. También recomendó otros tipos de medicamentos para el insomnio, incluyendo varias benzodiacepinas e incluso antidepresivos, pero nada produjo un sueño reparador y completo durante la noche.

Cynthia acudió entonces al consultorio de la doctora Chin para recabar ayuda. La doctora Chin le recomendó un vapeador para ayudarla a dormir rápidamente. Pero Cynthia se sentía incómoda utilizando una forma inhalada de cannabis.

Como alternativa, la doctora Chin le recetó una fórmula de 1:6 de CBD y THC en aerosol sublingual, con linalool y mirceno, que administraba una dosis de 1 miligramo de cannabis para una rápida acción que le permitiese relajarse y dormir más rápido. También le recomendó una cápsula adicional de gel de cannabis de 1 miligramo, con una proporción de 1:3 de CBD y THC, para ayudarla a dormir toda la noche y que no tuviese que preocuparse de despertarse a las 2 o las 3 de la madrugada.

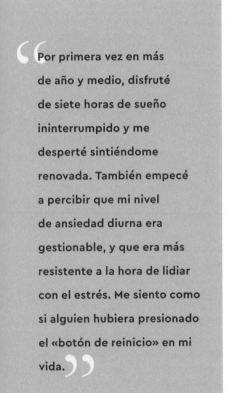

> Por primera vez en más de año y medio, disfruté de siete horas de sueño ininterrumpido y me desperté sintiéndome renovada. También empecé a percibir que mi nivel de ansiedad diurna era gestionable, y que era más resistente a la hora de lidiar con el estrés. Me siento como si alguien hubiera presionado el «botón de reinicio» en mi vida.

La primera noche que tomó cannabis, Cynthia se despertó muy aturdida por la mañana, después de dar vueltas en la cama durante toda la noche. Había tenido sueños vívidos y no se sentía descansada en absoluto. De hecho, informó de que se sentía más cansada y ansiosa. La doctora Chin concluyó que la cápsula extra de cannabis era excesiva y que experimentaba los efectos secundarios del THC. Pero, cuando Cynthia dejó de tomar la cápsula de 1:3 y pasó a tomar solo el aerosol sublingual de 1:6, empezó a dormir como un bebé.

¿Por qué funciona el cannabis para el insomnio durante la perimenopausia? Los altos niveles de estrógenos durante este periodo pueden producir niveles altos de ansiedad en las mujeres, que llevan a interrumpir su ciclo de sueño. Los altos niveles de estrógenos también inhiben el GABA, un componente químico producido naturalmente por el cerebro, que hace que las neuronas se desaceleren o dejen de activarse. El GABA es un neurotransmisor con un efecto calmante que ayuda a inducir el sueño, relajar los músculos y reducir la ansiedad. En esencia, el GABA hace que el cuerpo se desconecte.

El cannabis modula el neurotransmisor GABA, ayudándole a recuperar sus funciones normales. Una cuidadosa dosificación de cannabis contribuyó a liberar a Cynthia de los pensamientos descontrolados que causaban trastornos del sueño y la despertaban con una sensación de pánico a cualquier hora de la noche.

Los siguientes cannabinoides y terpenos son útiles para tratar el insomnio: THC, CBD (sobre todo combinado con THC), CBN, linalool, mirceno.

DOLENCIA: DOLOR NERVIOSO

Danny ha padecido diabetes de tipo 2 durante más de diez años, logrando mantener su dolencia crónica bajo control mediante una dieta equilibrada de alimentos integrales y limitando su ingesta de comida procesada. Sin embargo, durante el último año le ha resultado difícil caminar y mantenerse activo debido al dolor nervioso que experimenta en ambas piernas. Él describe la sensación que experimenta en sus piernas y pies como un dolor ardiente e incluso abrasador. Su dolencia afecta a sus movimientos y entorpece su capacidad para viajar.

Danny ha probado varios medicamentos para tratar el dolor, incluyendo la gabapentina, pregabalina y amitriptilina, cada uno de los cuales ha funcionado durante un breve periodo. El principal efecto secundario, sin embargo, ha sido que Danny tiene mucho sueño, y las dosis más elevadas le causan efectos cognitivos negativos. También ha probado multitud de terapias alternativas, como masaje, acupuntura, baños de pies, neuroestimulación transcutánea y calzado ortopédico.

La doctora Chin le recetó una tableta de CBD y THC con una proporción de 1:1, con pineno, y un parche transdérmico para tratar el dolor. Debido al efecto séquito, el CBD contrarresta los efectos secundarios eufóricos del THC. La proporción de 1:1 se utiliza por lo general en pacientes ancianos aquejados de dolor nervioso. El THC es especialmente útil para la quemazón del dolor agudo de los nervios, mientras que el CBD alivia la inflamación subyacente de la neuropatía.

Danny empezó poco a poco con una dosis baja. Comenzó tomando el comprimido de CBD y THC con una proporción de 1:1 durante la noche antes de acostarse, por si acaso le causaba somnolencia o euforia. Cuando se dio cuenta de que lo toleraba bien, comprobó que ingerir un comprimido cuatro veces al día era la cantidad óptima para mitigar su dolor. En el plazo de un par de semanas, Danny percibió que su dolor nervioso se había reducido.

Siguió utilizando la gabapentina por la noche, aunque solo necesitaba una parte de la dosis. También utilizaba la pastilla de cannabis y el parche transdérmico durante el día sin sentirse adormecido y sin que el tratamiento de cannabis le causara lagunas mentales.

La mayoría de los datos que existen sobre el cannabis para el tratamiento del dolor proceden, de hecho, de pacientes con dolor neuropático crónico, derivado de una variedad de afecciones. En una revisión clínica de 38 estudios controlados aleatorios, más del 70% de estos estudios concluyeron que los cannabinoides tienen efectos mitigadores del dolor estadísticamente significativos en comparación con el placebo. El cannabis es un tratamiento eficaz para el dolor nervioso con efectos antiinflamatorios y cualidades únicas para mitigar el malestar.

Los siguientes cannabinoides y terpenos contribuyen a tratar el dolor nervioso (además de tener efectos antiinflamatorios y analgésicos): THC, THCA, CBD, CBC, beta-cariofileno, geraniol, humuleno, limoneno, mirceno, terpineol y valenceno.

DOLENCIA: TRASTORNOS AUTOINMUNES

El insomnio, la inflamación y la reducción del dolor no son las únicas dolencias crónicas que puede tratar el cannabis. Cuando los cannabinoides se unen a nuestros receptores CB2, los receptores que se encuentran en nuestro sistema inmunológico producen efectos positivos. El sistema inmunitario está formado por una red de células, tejidos y órganos que trabajan en colaboración para proteger al cuerpo contra virus, bacterias y otros organismos extraños. Pero, en ocasiones, nuestro sistema inmunológico nos causa problemas, resultando en una enfermedad autoinmune en la que el sistema inmune ataca, por error, las células sanas de nuestro cuerpo.

El lupus es una enfermedad autoinmune crónica que puede afectar a cualquier parte del cuerpo, incluyendo nuestra piel, articulaciones y órganos. La Lupus Foundation of America estima que 1,5 millones de estadounidenses, y por lo menos 5 millones de personas en todo el mundo, padecen alguna forma de lupus. A Sophia le diagnosticaron lupus justo después de concluir la universidad. Pasó la mayor parte de sus años universitarios sintiéndose cansada, luchando contra la gripe y teniendo ataques recurrentes de herpes zóster. Cuando se graduó, sus síntomas de pérdida de cabello, dolores de cabeza, fatiga y erupciones cutáneas no hicieron sino empeorar. Después de hablar con su tía, que sufría de síntomas similares y había sido diagnosticada recientemente de una enfermedad autoinmune, Sophia decidió ver a un reumatólogo.

Los síntomas de Sophia fluctuaban constantemente: un día tenía un sarpullido por todo el cuerpo, y al día siguiente no podía levantarse de la cama a causa de las rodillas hinchadas. El médico de Sophia le recetó entonces esteroides y medicamentos inmunosupresores, lo cual funcionó durante más de siete años. Dejó de tener erupciones y sus síntomas ya no eran problemáticos. Sophia terminó la carrera de medicina, aprobando sus exámenes con excelentes calificaciones, y se convirtió en médico. Mantuvo controlada su enfermedad hasta el nacimiento de su primer hijo.

El embarazo y el parto le causaron un brote masivo de lupus que la sumió en una vorágine de múltiples medicamentos para tratar de controlar sus síntomas; pero su régimen anterior de medicación no funcionó en absoluto. De hecho, después de probar varios medicamentos inmunosupresores, ya nada parecía ayudarla. Lo único que le procuraba cierto alivio era una dosis alta de esteroides. Sophia y su médico eran muy conscientes de las consecuencias negativas a largo plazo del uso de esteroides, incluyendo la osteoporosis, la diabetes y el aumento del riesgo de infecciones. En un simposio médico, Sophia oyó hablar de los cannabinoides y sus propiedades inmunosupresoras. Se preguntó entonces si el cannabis podría ayudarla a dejar los esteroides.

La doctora Chin recetó a Sophia una tintura de cannabis con limoneno, que era más alta en CBD que en THC, en una proporción de 20 a 1. Empezó tomando 15 miligramos de tintura una vez al día. Cada semana ajustaba cuidadosamente su dosis incrementándola en 5 miligramos hasta que sintió que sus síntomas de lupus mejoraban. Transcurrido un mes, constató que su dosis terapéutica óptima era de 35 miligramos de tintura cada seis horas.

> **Las articulaciones de mis manos y pies ya no estaban hinchadas. ¡Podía cerrar los puños! Sentía menos fatiga, dolor articular y muscular y rigidez por las mañanas.**

La doctora Chin también administró a Sophia un protocolo autoinmune (AIP), eliminando los alimentos que pueden causar inflamación, como granos, legumbres, productos lácteos, azúcar refinada y alimentos procesados. En vez de eso, Sophia consumía carne, verduras, excepto solanáceas (tomates, patatas) y alimentos fermentados, similar a una paleodieta pero más limitada. Después de tres meses de utilizar tintura de CBD y de cambiar sus hábitos alimenticios, Sophia y la doctora Chin conjuntaron sus esfuerzos con la reumatóloga de Sophia para suprimir cuidadosamente la medicación con esteroides.

Los cannabinoides son agentes inmunosupresores muy prometedores en el tratamiento de los trastornos autoinmunes, puesto que ayudan a calmar un sistema inmunológico hiperactivo al trabajar directamente sobre las células y los procesos biológicos que regulan el sistema inmunológico. El cannabis parece disminuir la inflamación corporal, suprimiendo ciertas partes del sistema inmunológico.

Los siguientes cannabinoides y terpenos sirven para tratar los síntomas de los trastornos autoinmunes, así como para producir efectos antiinflamatorios (dependiendo de la causa subyacente): THCA, CBD con pequeñas cantidades de THC, CBC, beta-cariofileno, geraniol, humuleno, limoneno, mirceno, terpineol y valenceno.

DOLENCIA: CÁNCER

James tenía cincuenta y ocho años y estaba siendo tratado por cáncer de páncreas en un hospital puntero, especializado en oncología, en la ciudad de Nueva York. Le fue bien con la cirugía inicial y la quimioterapia y tomaba un opiáceo para el dolor y un medicamento antináuseas que le recetó su oncólogo. Pero, cuando terminó su cuarta ronda de quimioterapia, las cosas empezaron a cambiar: perdió el apetito y su nivel de dolor aumentó drásticamente.

Debido a que James no toleraba el sabor de las tinturas y su tracto digestivo no metabolizaba bien las píldoras de cannabis, la doctora Chin comenzó con un vapeador con una proporción de 1:6 de CBD y THC, con mirceno, para mitigar las náuseas y el dolor y ayudar a disminuir su ansiedad. James usaba dos vapeadores diferentes con varios perfiles de cannabinoides. Utilizaba el vapeador de 1:6 durante el día y un vapeador con una proporción de 1:20 de CBD y THC, con mirceno y beta-cariofileno, antes de acostarse. La fórmula de 1:6 ayudaba a disminuir el dolor durante el día sin sentirse demasiado somnoliento o eufórico, mientras que el vapeador de 1:20 a la hora de acostarse le permitía conciliar el sueño y mitigar las náuseas.

> "Mi apetito empezó a volver. La marihuana me producía hambre. Comencé a tener antojos de comida y a engordar. También me permitió controlar el insomnio. Después de la quimioterapia, me sentía agotado y completamente despabilado al mismo tiempo. El cannabis me ayudó a relajarme, dormir y comer."

Debido a sus rápidos efectos –entre cinco y diez minutos–, James podía obtener información inmediata sobre la respuesta de su cuerpo y la dosis de cannabis que necesitaba diariamente, percibiendo que, dos o tres días después de la quimioterapia, debía utilizar el vapeador con más frecuencia.

El cannabis es el único medicamento contra las náuseas que también aumenta el apetito, ayudando a dormir y elevar el estado de ánimo, algo que no es fácil de conseguir cuando alguien se enfrenta a una enfermedad crónica y potencialmente letal. Aunque los médicos suelen prescribir cinco medicamentos diferentes (analgésicos, antináuseas, ansiolíticos, estimulantes del apetito y sedantes) que pueden o no interactuar entre sí, deberían recetar primero una planta medicinal, como el cannabis, que permite tratar los cinco síntomas a la vez.

Los siguientes cannabinoides y terpenos permiten tratar los síntomas de la quimioterapia, incluidas las náuseas y el insomnio: THCA, THC, CBD, beta-cariofileno, linalool y mirceno.

El cannabis no lo cura todo, ni es una panacea para todo aquello que nos aflige, pero cada vez son más las investigaciones que demuestran su eficacia para tratar las enfermedades crónicas, no solo aliviando los síntomas, sino también tratando y modulando los sistemas internos de nuestro cuerpo. Al llegar a la raíz de muchos trastornos –un sistema endocannabinoide desequilibrado y mal nutrido–, el cannabis ofrece un alivio más profundo y permanente.

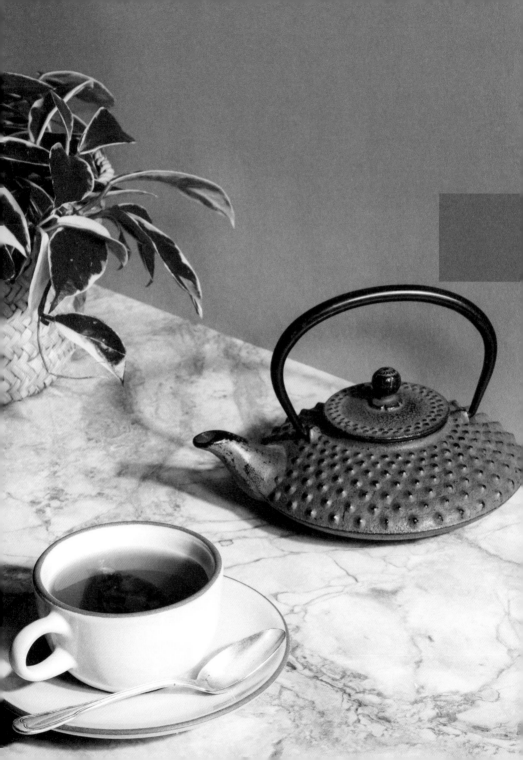

CAPÍTULO 11

El cannabis y la mente

Ya hemos explicado cómo las enfermedades agudas y crónicas se pueden tratar con cannabis, pero ¿qué ocurre con las dolencias mentales? ¿Cómo afecta el cannabis a la mente? Según la doctora Julie Holland, psicofarmacóloga y psiquiatra, que también es autora de los libros *The Truth About the Drugs You're Taking, the Sleep You're Missing, the Sex You're Not Having*, así como de *What's Really Making You Crazy*, las «moléculas naturales de cannabis» presentes en nuestro cuerpo lo tornan resistente al estrés, de manera similar a la forma en que nuestro sistema endorfínico nos proporciona alivio natural para el dolor.

El estrés tiene un impacto devastador en nuestro organismo, incluyendo un mayor riesgo de padecer diabetes, enfermedades cardiacas, presión arterial alta y un sistema inmunológico que no funciona de manera óptima. Pero el estrés también afecta a nuestra salud mental. El estrés y los desequilibrios químicos que se producen en nuestro cerebro pueden abocar, entre otros desórdenes mentales, a la ansiedad y la depresión.

Los estudios experimentales muestran que nuestro sistema endocannabinoide contribuye a modular las respuestas endocrínicas y neuronales al estrés; es decir, afecta a la forma en que nuestras neuronas y nuestras glándulas productoras de hormonas tratan con las sustancias químicas liberadas –adrenalina y cortisol– cuando nos sentimos estresados. Si nuestro cuerpo se enfrenta a situaciones estresantes, el ECS también se activa para ayudarnos a equilibrar nuestro sistema nervioso. Científicos de Wisconsin, Illinois y Alemania han descubierto que las personas con niveles más altos de anandamida en su sistema toleran mejor los factores estresantes de la vida.

Como explicamos anteriormente, la anandamida –conocida como la «molécula de la bienaventuranza» (véase la página 41) fue el primer endocannabinoide aislado en mamíferos, que, como parte de nuestro ECS, afecta al dolor, el apetito, la memoria, la fertilidad y la depresión. El cannabis, particularmente el cannabinoide CBD, incrementa la presencia de anandamida en nuestro sistema. Dicho de modo más simple, más anandamida significa menos estrés y más felicidad. En la práctica, el cannabis permite tratar condiciones mentales más complejas. Veamos específicamente el trastorno de estrés postraumático (TEPT), la depresión y el trastorno por déficit de atención e hiperactividad (TDAH) a través de las experiencias de algunos de los pacientes de la doctora Chin.

DOLENCIA: TRASTORNO DE ESTRÉS POSTRAUMÁTICO

Michael, oficial retirado de la policía de Nueva York, fue uno de los primeros en responder tras el ataque del 11 de septiembre en la ciudad. Casi dos décadas después era incapaz de sacudirse los recuerdos de aquel día aterrador y sus secuelas. Michael tenía muchos problemas a la hora de acostarse. Cuando cerraba los ojos por la noche para dormir, revivía en su mente el desastre una y otra vez. Si tenía suerte y su medicación para dormir funcionaba, podía deslizarse hasta el sueño, aunque, pasadas algunas horas, las pesadillas lo obligaban a despertarse. Saltaba corriendo de la cama empapado en sudor frío, sin aliento y sintiendo presión en el pecho. Durante el día tenía problemas para concentrarse.

Michael fue diagnosticado de TEPT y comenzó a visitar a un terapeuta cada semana. Su psiquiatra le recetó dos antidepresivos, benzodiacepina y un somnífero. Tras muchos años de ensayo y error, la combinación de estos medicamentos le ayudó con sus temblores diarios y sus debilitantes ataques de pánico, pero aun así se sentía indefenso, solo y vacío. También tenía un historial de pensamientos suicidas.

El hermano mayor de Michael, veterano de guerra, le aconsejó que probara el cannabis para aliviar su ansiedad y ayudarle a olvidar los recuerdos dolorosos. Como miembro de la policía de Nueva York, Michael se había pasado años haciendo arrestos por marihuana. Cuando llegó al consultorio de la doctora Chin, le dijo: «No entiendo por qué tomar una droga ilícita y altamente adictiva me ayudará a seguir adelante y llevar una vida productiva». Creía que la marihuana era una amenaza para la sociedad y arruinaba a las familias. Solo se abrió a la posibilidad de experimentar con el cannabis porque vio lo mucho que había ayudado a su hermano mayor a llevar una vida normal. Dijo que estaba dispuesto a probarlo exactamente treinta días, pero precisó: «No quiero fumarlo, no quiero drogarme y no quiero quedarme tirado en el sofá comiendo sin parar».

La doctora Chin sugirió a Michel una fórmula con linalool a la hora de acostarse con una proporción de 1:6 de CBD y THC en aerosol sublingual a razón de 1 miligramo durante la primera semana para ayudarle a dormir durante toda la noche sin verse interrumpido por las pesadillas. Durante la segunda semana, la doctora Chin agregó una tintura sublingual de 20:1 durante el día con limoneno a razón de 25 miligramos dos veces al día para ayudar a Michael a limpiar los recuerdos negativos. La doctora Chin trabajó estrechamente con el psiquiatra y la psicoterapeuta de Michael para controlar sus progresos. Michael también llevaba un diario detallado (para más información sobre cómo llevar nuestro propio diario, véase la página 108).

Michael constató que la fórmula de 1:6 lo mantenía despierto por la noche y aumentaba sus pesadillas. Dejó de tomar el THC nocturno y continuó con el CBD en una proporción de 20:1 durante el día. Tras unas cuantas semanas de utilizar el CBD, Michael percibió que le causaba molestias estomacales y le producía síntomas de diarrea. Cuando dejo de tomar CBD, su malestar estomacal desapareció. La doctora Chin le recomendó entonces otra marca de CBD en una proporción de 10:1 de CBD, con pineno, en la misma dosis de 25 miligramos dos veces al día.

Pasado el primer mes, la terapeuta de Michael indicó que le parecía que estaba más relajado, más presente y más arraigado, y que sus sesiones eran más fructíferas. Michael también percibió la diferencia.

Transcurridos unos seis meses del tratamiento médico con cannabis, el psiquiatra de Michael fue capaz de reducir su medicación a un medicamento antidepresivo y alguna benzodiacepina ocasional. Asimismo, Michel dejó completamente su ayuda para dormir.

Dos estudios diferentes, efectuados en la Universidad de Nueva York y la Universidad de Vanderbilt, han puesto de relieve que, en comparación con las

> "He empezado a sentir de nuevo que soy yo mismo. He conseguido una mejor calidad de sueño con menos pesadillas, lo que realmente me ayuda a ser más productivo durante el día. En general, siento una mayor sensación de bienestar y estoy menos nervioso y menos sobresaltado."

personas que no padecen estrés postraumático, los pacientes aquejados de TEPT tienen niveles más bajos de anandamida, la «molécula de la bienaventuranza». La anandamida presente en nuestro ECS contribuye a borrar los recuerdos dolorosos y a reducir los niveles de estrés. Un efecto colateral del cannabis puede ser la pérdida de memoria a corto plazo, un efecto secundario que beneficia a pacientes como Michael. Gracias al consumo de cannabis, los recuerdos obsesivos y agotadores dejaron de repetirse en su mente, proporcionándole finalmente un poco de paz.

Los siguientes cannabinoides y terpenos alivian los síntomas del TEPT: THCA, THC, CBD, limoneno y linalool.

DOLENCIA: DEPRESIÓN

La depresión es una dolencia neuropsiquiátrica compleja en la que intervienen varios factores, como la predisposición genética, estrés, trauma, enfermedades y medicación. El trastorno depresivo mayor (MDD, por sus siglas en inglés) es el trastorno psiquiátrico más prevalente en el mundo. El MDD también se conoce como depresión clínica, depresión unipolar o, simplemente, depresión. La Organización Mundial de la Salud predice que, para el año 2030, la depresión será la causa principal de discapacidad en todo el mundo.

Debido al hecho de que la depresión es un proceso tan multifacético y dinámico, combinar varias modalidades de tratamiento es a menudo necesario para llegar a la raíz del problema. El cannabis puede ser uno de esos métodos de tratamiento, y uno de los pacientes de la doctora Chin descubrió lo eficaz que resulta –aunque también complejo– tratar la depresión con cannabis.

Desde que podía recordar, Angela siempre se sintió triste. Mientras los otros niños se reían y correteaban por el patio de recreo, ella sentía «pesadez» en su interior y una abrumadora sensación de pesimismo y tristeza. Era una niña tranquila que solía sentarse sola. La depresión aquejaba a buena parte de su familia: su madre, abuela, tías y primos tenían antecedentes. Angela empezó a tomar medicación para la depresión a la edad de ocho años.

Cuando llegó a la edad adulta, Angela probó más de una docena de medicamentos antidepresivos y todas las terapias alternativas que se pusieron a su alcance. Incluso visitó a un chamán en las montañas del Perú con la esperanza de escapar del oscuro abismo de la depresión. Mientras estaba de vacaciones con sus primos, le ofrecieron un *brownie* de marihuana. Angela se sintió muy indecisa a la hora de probarlo, pues recordó una experiencia aterradora e incómoda con el cannabis que tuvo cuando era adolescente. Comió un bocado del *brownie* del tamaño de la uña del pulgar y, para sorpresa suya, el efecto fue positivo.

Angela estaba tan emocionada que se llevó tres *brownies* para consumirlos de nuevo a la noche siguiente. Pero, esta vez, no sintió el mismo efecto, así que comió un segundo trozo dentro de la misma hora. Diez minutos después, empezó a sentir náuseas y un sudor frío. Angela llevó el resto de los pedazos de *brownie* a la consulta de la doctora Chin y, tras describir el alivio que había experimentado con el primer bocado, le dijo que quería encontrar una fórmula equivalente de cannabis.

Es muy poco probable que los alimentos o productos de cannabis horneados produzcan una dosis regular estandarizada. La doctora Chin sugirió, como alternativa, comenzar con tabletas de cannabis de disolución rápida con una proporción de CBD de 20:1. Después de una semana de tomar 25 miligramos tres veces al día, Angela no experimentó ningún alivio. La doctora Chin le recomendó entonces que intentase añadir una fórmula rica en THC de 1:6 con linalool en forma de una tintura sublingual. Además, un aerosol le suministraba 1 miligramo de THC.

Angela probó la primera dosis antes de acostarse por si acaso le causaba somnolencia o euforia. Ella la encontró sedante, así que utilizó la fórmula de THC solo a la hora de acostarse. Comenzó a ajustar la dosis cuidadosamente con incrementos de 1 miligramo cada noche hasta que sintió un alivio de los síntomas. También continuó con el CBD durante el día. La doctora Chin le explicó que, aunque el CBD no le proporcionase alivio inmediato después de una semana, seguir tomando la fórmula de CBD le ayudaría a equilibrar su sistema endocannabinoide.

La doctora Chin y Angela trabajaron juntas para crear un plan seguro de microdosis, de manera que Angela consumiese dosis más pequeñas de cannabis a lo largo del día con el fin de aprovechar los beneficios de los compuestos de la planta sin experimentar efectos secundarios potencialmente desagradables. Tras casi doce semanas de cuidadosa experimentación diaria, Angela constató que su dosis terapéutica óptima era de 3 miligramos con una proporción de 1:6 de CBD y THC a la hora de acostarse y 75 miligramos de CBD tres veces al día.

La medicación antidepresiva utilizada para tratar a los pacientes con depresión aumenta y modula la concentración de neurotransmisores. Los neurotransmisores son mensajeros químicos en el sistema nervioso que ayudan a enviar mensajes entre las células. Los investigadores han identificado que los siguientes neurotransmisores son actores clave en la depresión: acetilcolina, serotonina, norepinefrina, dopamina, glutamato y GABA.

Aunque los estudios sobre el modo en que el ECS afecta a la depresión aún son limitados, los investigadores reconocen que la forma en que el cannabis afecta a nuestro ECS colabora con la compleja red neuronal en nuestro cerebro, pudiendo ser utilizada para el tratamiento de la depresión.

Algunos investigadores de la Universidad McGill han descubierto que las dosis bajas de THC incrementan la serotonina, mientras que las dosis altas causan una disminución de la serotonina que podría empeorar la depresión. Angela trabajó con la doctora Chin para encontrar su dosis terapéutica óptima de cannabis que resultó ser una microdosis. Cada persona es diferente desde el punto de vista del modo en que su cuerpo y su cerebro procesan el cannabis y cómo tratar los síntomas de la depresión. El psiquiatra de Angela sigue gestionando la medicación convencional que Angela toma junto con el cannabis.

Los siguientes cannabinoides y terpenos contribuyen a tratar los síntomas de la depresión: THC, CBD, limoneno y linalool.

DOLENCIA: TRASTORNO DE DÉFICIT DE ATENCIÓN/ HIPERACTIVIDAD

Cualquier trastorno neurológico puede ser estresante y debilitante, ya sea el TEPT o la depresión o incluso el trastorno por déficit de atención/ hiperactividad (TDAH). Aunque la investigación sobre el TDAH y el cannabis está todavía en su infancia, un estudio con 30 pacientes, efectuado en Alemania, indica que, en el caso de pacientes adultos que padecen TDAH y experimentan efectos secundarios o no se benefician de la medicación, el cannabis puede ser una alternativa eficaz y bien tolerada. Sue, paciente de la doctora Chin, estaba a punto de descubrirlo por sí misma.

> " El CBD me ayuda a mantener el rumbo; me siento concentrada y menos distraída, y, a la postre, eso me hace sentir menos ansiosa. "

Sue fue diagnosticada con TDAH cuando alcanzó la edad adulta. El psiquiatra de Sue describió su cerebro aquejado de TDAH como un motor Ferrari, que se movía a la velocidad del rayo, pero que, por desgracia, tenía frenos de bicicleta. Sue tomaba religiosamente su medicamento para el TDAH, el cual la ayudaba a concentrarse sin que la fatiga la hubiese consumido al llegar al mediodía. Sue también era paciente de cannabis medicinal.

Tras experimentar con varias fórmulas y proporciones de cannabinoides, desde una proporción con predominio de CBD de 20:1, pasando por fórmulas de 1:1, 1:3 y 1:6, hasta llegar finalmente a una con predominio de 1:20 de THC, observó que, cuanto más alto era el THC, más ansiosa se sentía. Las fórmulas ricas en CBD-r en proporción de 20:1 le funcionaban mejor, pero solo en pequeñas cantidades. Su dosis óptima eran 5 miligramos de CBD una vez al día.

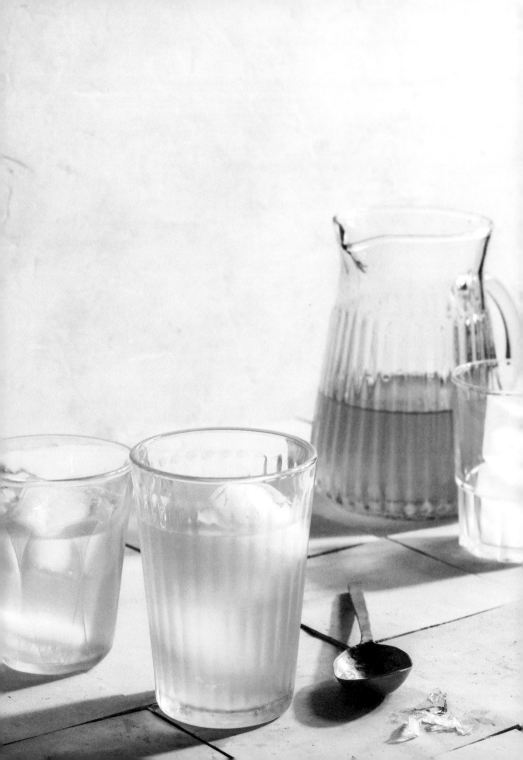

Sue usa un inhalador controlado con una proporción de CBD y THC de 20:1 que libera 5 miligramos cada vez. Esta pequeña dosis le resulta útil para mantener su concentración y elevar su nivel de energía, observando que, cualquier cosa que supere los 5 miligramos, le resulta sedante.

Según el Instituto Nacional de la Salud, el TDAH podría ser genético. Por eso, Sue se preguntaba si el cannabis ayudaría a Jared, su hijo de nueve años, con su TDAH y sus problemas de comportamiento, tal como que le había ayudado a ella.

Si bien un sistema endocannabinoide más sano mejora la calidad de vida de los pacientes, el tratamiento con cannabis de ciertas enfermedades pediátricas debe ser gestionado con precaución porque no existen prácticamente estudios clínicos a largo plazo sobre el uso terapéutico del cannabis en niños. La American Academy of Pediatrics recomienda la terapia conductual como tratamiento de primera línea para pacientes jóvenes con TDAH.

El cannabis puede tener un efecto significativo en los jóvenes, desde el punto de vista del desarrollo cerebral. Un niño o un adolescente sano y con un funcionamiento normal no debe consumir cannabis. Cuando un joven consume cannabis, la administración exógena –o «desde fuera del cuerpo»– de fitocannabinoides puede abrumar su sistema endocannabinoide altamente sensible.

Si bien nuestro ECS es responsable de equilibrar y proporcionar homeostasis a nuestro cuerpo, los estudios experimentales demuestran que los fitocannabinoides pueden hacer que los receptores de ECS se reduzcan o se regulen a la baja. Este efecto puede despistar al mismo sistema que regula nuestro cerebro, así como a nuestro sistema inmunológico y nuestro sistema endocrino. Consecuencia: el consumo de cannabis resulta en un deterioro de la atención, la memoria y la toma de decisiones en un cerebro aún no formado.

En el año 2017, un pequeño ensayo controlado aleatorio llevó a cabo un seguimiento de pacientes con TDAH que tomaban medicación cannabinoide. El estudio evidenció mejoras en sus síntomas de TDAH, y los resultados también sugieren que los adultos que toman cannabinoides para el TDAH experimentan menos efectos secundarios que los niños. Esto permite explicar por qué los pacientes adultos como Sue constatan que el cannabis medicinal no les provoca efectos secundarios cognitivos indeseados, sino que, muy al contrario, les proporciona energía y concentración y los torna más productivos.

Los siguientes cannabinoides y terpenos pueden tratar los síntomas del TDAH: THC, CBD, linalool y mirceno.

Como podemos ver en las historias de estos pacientes, las dosis y proporciones de cannabis varían de un individuo a otro. No hay una talla única para todos. Encontrar nuestra dosis terapéutica óptima requiere tiempo y paciencia. Se recomienda a todos los pacientes que sigan las pautas de dosificación expuestas en la página 106 y que consignen los resultados en su diario. Si no experimentamos una mejora significativa en el plazo de un mes, debemos reajustar la fórmula, el método de administración o la proporción de cannabinoides, así como el contenido en terpenos.

Ya hemos hablado de cómo el cannabis es eficaz para tratar diferentes afecciones y trastornos de salud mental, desde el TDAH hasta el trastorno de estrés postraumático y la depresión. Los cannabinoides y los terpenos contenidos en el cannabis nutren y modulan el sistema endocannabinoide de muchas maneras que son útiles para tratar problemas agudos, crónicos o graves de salud física y mental. En el próximo capítulo, analizaremos una serie de formas en que el cannabis y el CBD pueden desempeñar un papel positivo en nuestra salud y en nuestro bienestar general.

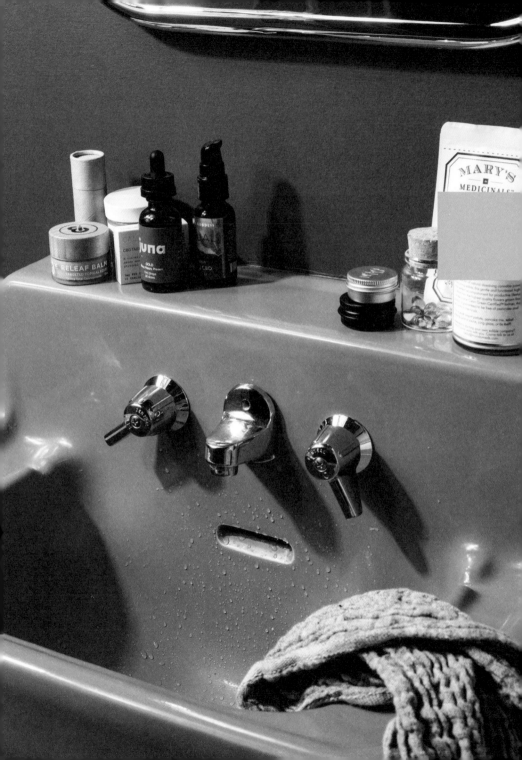

CAPÍTULO 12

Cannabis y bienestar

Como ya hemos explicado, el cannabis y el CBD son eficaces para abordar multitud de problemas de salud física y mental, tanto crónicos como agudos, aunque también pueden utilizarse para optimizar nuestra sensación general de bienestar. La planta de cannabis aporta a nuestro cuerpo y cerebro cannabinoides y terpenos beneficiosos, cada uno de los cuales tiene un impacto positivo en nuestra salud. Nutrir el sistema endocannabinoide podría ser el eslabón perdido en nuestro intento general de vivir una vida mejor, más sana, o sencillamente de sentirnos bien.

Con más descanso, menos dolor, menos estrés y más alegría, gestionamos mejor cualquier circunstancia que se presente. A continuación, abordamos una serie de áreas de bienestar general en las que el cannabis y el CBD pueden desempeñar un papel positivo.

CUIDADO DE UNO MISMO

En el año 2015, la American Psychological Association publicó un informe en el que los adultos encuestados afirmaban que el estrés tenía un impacto negativo en su salud mental y física, y que la mayoría no sentía estar haciendo lo suficiente para controlarlo. Si bien el dinero y el trabajo fueron citados como los dos principales factores estresantes en su vida, la mitad de los encuestados mencionaron dos nuevos factores: las preocupaciones personales relativas a su propia salud, y los problemas de salud que afectaban a sus familiares. Si el cannabis es eficaz para mejorar la salud, es lógico que contribuya a reducir algunos de los factores estresantes más comunes.

Y si hemos observado minuciosamente el cuidado de uno mismo como alternativa para mejorar la salud y el bienestar, es posible que hayamos escuchado que los tres pilares fundamentales del cuidado de uno mismo son el sueño, la buena forma física y la alimentación. Dormir bien durante la noche, añadir más movimiento durante el día y comer bien fortalece el cuerpo y el cerebro para gestionar mejor los factores estresantes de la vida. El sueño es decisivo porque, en su ausencia, todos los demás aspectos de nuestra vida se ven afectados. Si el cannabis nos ayuda a dormir mejor, eso por sí mismo puede optimizar enormemente nuestra capacidad para afrontar los factores estresantes y encontrar la motivación para hacer más ejercicio y mejorar nuestros hábitos alimenticios.

El cannabis y el CBD pueden pasar a formar parte de cualquier rutina regular de cuidado de uno mismo. El consumo terapéutico de cannabis, y también recreativo, mejora nuestro bienestar, siendo la principal diferencia el objetivo que persigamos: los beneficios para la salud, o simplemente sentirnos bien. Según los estudios que hemos consultado, el cannabis es una forma más saludable de relajarse que el alcohol o las drogas como los sedantes o los opiáceos, y con muchos menos efectos secundarios.

No es necesario consumir cannabis para el autocuidado, aunque una buena taza de té de THC y CBD es muy relajante. Es posible integrar el cannabis y el CBD en el cuidado personal general con actividades como las siguientes:

▶ Tratar nuestra piel con un producto de cannabis o CBD de uso tópico, como una loción, crema, bálsamo labial, suero facial o mascarilla facial (también está indicado para prevenir y controlar el acné).

▶ Sumergir nuestro cuerpo o pies en un baño de cannabis o CBD, utilizando para ello un hidromasaje o aceite que contenga un cannabinoide sedante (como CBN) o terpeno (como linalool).

▶ Lavar el cuerpo y cabello con jabones, champús y acondicionadores confeccionados con cannabis o CBD.

▶ Crear una atmósfera relajante en nuestra habitación con aerosoles y velas perfumadas con cannabis y terpenos.

▶ Pedir a nuestra pareja que nos masajee con aceite de masaje hecho con THC o CBD.

Por supuesto, siempre podemos optar por consumir cannabis en nuestra forma favorita al final del día para relajarnos y descansar.

Tengamos en cuenta que el hecho de que un producto de belleza o del hogar contenga CBD no significa que revista un gran impacto para la salud. Las compañías que añaden CBD a productos con ingredientes que, de otro modo, serían dañinos no se volverán más saludables con el CBD. Aplique los mismos criterios para la compra de cannabis y productos con CBD que los que utiliza para adquirir otros. Si le gustan los productos orgánicos, busque cannabis o productos de CBD orgánicos. Si no puede encontrar aquellos que le aseguren que el cannabis o CBD ha sido cultivado orgánicamente, mire el resto de ingredientes para ver si son orgánicos. Tenga cuidado con los ingredientes cuyo nombre sea difícil de pronunciar, o con los que sabe o sospecha que son cancerígenos, como el propilenglicol, tal como haría al leer la etiqueta de un alimento procesado.

A menos que compremos productos de belleza o para el hogar en un dispensario o tienda de cannabis autorizada, estos no contendrán

THC legal. Si no consumimos un producto que contenga THC de una manera que lo haga llegar a nuestro torrente sanguíneo (véanse las páginas 97 a 98), añadir cannabis a los productos del hogar, como velas o ambientadores, no proporcionará el efecto que deseamos. En el próximo capítulo, abordaremos la cuestión de cómo guardar en nuestro hogar los productos hechos con cannabis.

MANTENERSE EN FORMA

Controlar el estrés puede obrar maravillas en nuestra salud. La actividad también forma parte del mantenimiento del bienestar general. El cannabis y el CBD pueden ser herramientas útiles para los atletas, pero también para cualquier persona que haga ejercicio, practique deporte, se entrene para un acontecimiento deportivo o realice cualquier otro tipo de esfuerzo físico. Piense en los diferentes tipos de efectos terapéuticos del cannabis y el CBD que hemos expuesto en este libro y de qué manera podrían ayudarle a la hora de practicar ejercicio.

▸ Antiinflamatorio: reduce la inflamación de las articulaciones y la sobrecarga o las lesiones de músculos y tendones

▸ Antiespasmódico: evita los espasmos musculares

▸ Reduce el dolor: alivia el dolor y las molestias

Al reducir la inflamación y el dolor, el cannabis y el CBD contribuyen a la recuperación posterior al entrenamiento y la consiguiente curación.

Una dosis adecuada de THC ayuda a «entrar en la zona» y concentrarnos o incluso relajarnos durante nuestro entrenamiento. Entre las actividades físicas que mejoran con el cannabis se incluyen los entrenamientos en bicicleta estacionaria o elíptica, la cinta de correr y otros ejercicios repetitivos como el yoga, caminar, excursiones, *jogging* y ciclismo de montaña lejos del tráfico y en lugares con senderos bien señalizados. Por otro lado, las actividades que requieren una coordinación compleja no son probablemente las mejores para llevar a cabo después de consumir cannabis, aunque sí que podemos consumir sin ningún problema CBD no psicotrópico.

Cuando se trate de THC y ejercicio, asegúrese de conocer su dosis y de tener ya un método de administración favorito para saber cómo se sentirá después de consumirlo y cuánto tiempo durarán los efectos. Practicar ejercicio mientras está colocado puede ser relajante; sin embargo, no queremos estar tan colocados como para perder el equilibrio o el control de nuestras habilidades motoras, y provocarnos lesiones. Debemos centrarnos más en la microdosificación que en consumir una gran cantidad que produzca un estado alterado más intenso que nos lleve a perder la percepción de profundidad o el equilibrio y terminar cayéndonos.

Una opción segura para hacer ejercicio después de consumir cannabis es caminar, hacer *jogging* por el vecindario o entrenarse en casa. Asimismo, a menos que nos hallemos en una instalación que permita el consumo, no debemos consumir en público. En vez de eso, opte por un producto de cannabis con THC de acción más lenta, como un comestible o ingerible (una pastilla o cápsula) y diríjase directamente al gimnasio o al estudio de yoga, para que no esté conduciendo cuando el THC haga efecto. Planifique las cosas de manera que no conduzca durante varias horas después de haber consumido con el fin de asegurarse de que no conduce colocado.

Tomar CBD antes o después de su entrenamiento es algo discreto que no altera la mente. Las propiedades de reducción de la inflamación y el dolor que aporta el CBD son útiles a la hora de potenciar la recuperación posterior al entrenamiento. En lugar de tomar un poco de ibuprofeno, que puede irritar el estómago y forzar el hígado, una dosis de apoyo de CBD alivia los dolores de la tensión muscular y promueve la recuperación. Tras haber pasado por un cuidadoso proceso de selección de productos, siguiendo los consejos y directrices de los capítulos 6 y 7, debemos saber qué variedades, productos, cannabinoides y terpenos –y qué proporciones y dosis– funcionan mejor en nuestro caso. Hay que tener en cuenta que lo que resulta eficaz antes de irnos a dormir será diferente de lo que nos ayuda con el entrenamiento y la recuperación. Debemos calibrar las dosis a través de ensayos y errores a lo largo del tiempo, pero siempre comenzar con una dosis menor de la que normalmente tomamos, para ir aumentando la cantidad poco a poco.

El THCV como supresor del apetito

Cuando piense en consumir cannabis o en colocarse, tal vez lo relacione de inmediato con tener hambre o con antojos incontrolables de comida, particularmente de productos dulces o salados, como una gran bolsa de patatas fritas. El hambre es producida por el THC. El cannabis es muy útil para tratar las náuseas y aumentar el apetito, especialmente en personas con enfermedades debilitantes, o que reciben quimioterapia y padecen efectos secundarios que dificultan la alimentación. Otros cannabinoides, sin embargo, actúan como supresores del apetito. A diferencia del THCA, la tetrahidrocannabivarina, o THCV, no se forma a partir del CBGA. El THCV es psicotrópico en dosis altas pero no en dosis bajas. Además de la supresión del apetito, el THCV también reduce la resistencia a la insulina y regula los niveles de azúcar en sangre.

Como ocurre con cualquier producto de cannabis, pregunte a un *budtender* en su tienda de confianza, consulte las páginas web de los fabricantes y lea los comentarios y las valoraciones *online* de fuentes fiables para encontrar productos elaborados con determinados cannabinoides o terpenos. Hay variedades, concentrados, tinturas, cápsulas y productos de absorción oral que se fabrican para potenciar específicamente el THCV. Algunas variedades que contienen altos niveles de THCV son: Tangie, Durban Poison y Girl Scout Cookies.

EN EL DORMITORIO

Otra actividad física para la que el cannabis y el CBD pueden ser muy útiles es el sexo. En algunas culturas, el cannabis se ha utilizado durante siglos como afrodisíaco. Las prácticas ayurvédicas, que se remontan al año 2000 a.c., utilizaban pequeñas cantidades de cannabis como analgésico y afrodisíaco. Las antiguas prácticas sexuales tántricas incluían el consumo de *bhang*, una combinación de hojas, flores y tallos de cannabis mezclados con leche, agua y especias como el cardamomo.

El cannabis promueve lo siguiente, todo lo cual contribuye a mejorar nuestra vida sexual:

▶ Promueve la relajación

▶ Reduce la ansiedad

▶ Disminuye las inhibiciones

▶ Aumenta la producción de hormonas

▶ Incrementa la excitación sexual

▶ Aumenta la sensibilidad en las zonas erógenas

▶ Mejora la creatividad

Las personas pueden experimentar problemas de índole sexual en diferentes etapas de su vida. Un problema sexual común para algunas mujeres, ya sea porque estén atravesando la perimenopausia o la menopausia, o porque hayan entrado en la menopausia prematuramente a causa de alguna enfermedad o de una histerectomía, es el dolor vaginal durante las relaciones sexuales. El cannabis reduce rápidamente la sensación de dolor cuando se fuma, vaporiza o ingiere, pero aún más eficaz es una crema vaginal tópica, un *spray*, un lubricante o un supositorio que contenga una concentración de THC, como los productos de Foria. El cannabis tópico o los supositorios de uso vaginal, aplicados tanto en la vagina como en el interior y alrededor del canal vaginal, producen un alivio casi inmediato del dolor, incrementan el flujo sanguíneo en el área y aumentan el placer sexual. Ninguna de las formas tópicas o vaginales de administración del THC afectará a su cerebro, o hará que se sienta colocada, aunque sí que percibirá que la zona inferior de su cuerpo está muy relajada.

La disfunción eréctil es otro problema sexual común al que se enfrentan algunas personas. Y, ya sea que se derive de una causa física, mental o emocional, amortigua la experiencia sexual y afecta a futuras relaciones. El cannabis reduce la ansiedad del desempeño y aumenta el placer sexual. El pene tiene receptores cannabinoides, por lo que puede verse afectado por el consumo o la aplicación de cannabis.

El exceso de algo bueno no suele ser bueno y, en el caso del THC, colocarse demasiado amortigua la sensibilidad, interfiere las erecciones y aumenta la posibilidad de distracción mental y somnolencia. Por desgracia, aún no existe suficiente investigación que demuestre claramente de qué modo nos afecta el consumo de cannabis durante las relaciones sexuales, pero los estudios revelan que los consumidores habituales de cannabis tienen un 20% más de relaciones sexuales que los no consumidores. Otro estudio concluye que el cannabis no perjudica las relaciones sexuales.

Si vapeamos o fumamos antes de mantener relaciones sexuales, debemos escoger las variedades o los concentrados adecuados, dependiendo de los efectos que buscamos para mejorar nuestra vida sexual. Si buscamos energía, euforia y estimulación, las sativas son el producto que debemos elegir, y podemos confiar en variedades como Ultimate Trainwreck y Green Crack, o un híbrido de sativa/índica, como Sour Dream o Sour Diesel. Debemos tener en cuenta que las sativas también pueden provocar insomnio, incluso después de una noche grandiosa de sexo. Por otro lado, índicas como Granddaddy Purrple o Blue Cheese incrementan la excitación, la duración y la intensidad de los orgasmos, pero en exceso inducen el sueño.

Si utilizamos un producto concebido para la mejora sexual, como el aerosol oral In the Moment, de Karezza, tenemos que seguir las instrucciones, como cuánto tiempo antes de mantener relaciones sexuales debemos tomarlo, por lo general al menos veinte minutos para los productos tópicos, menos tiempo para las tinturas y sublinguales, y aún menos si se fuma o vaporiza.

Si nuestra pareja no está interesada en probar el cannabis en el sexo, podemos emplearlo para mejorar nuestro propio rendimiento y placer, aunque lo más recomendable es hablar abiertamente del tema. De la misma manera que hablamos de condones o del uso de lubricantes o juguetes sexuales, conversar sobre el cannabis para el sexo debe hacerse de manera abierta y honesta.

Tomar cannabis internamente a través de alimentos, ingestión o absorción oral es algo discreto y no ofensivo para una pareja que no se sienta atraída por el cannabis. En definitiva, no hay por qué fumar o utilizar cannabis para mejorar el sexo, pero si lo hacemos, debemos tener cuidado con los materiales inflamables que pueda haber en el dormitorio. En nuestro empeño por buscar el calor del sexo, ¡debemos asegurarnos de no provocar un incendio!

PRODUCTIVIDAD, CREATIVIDAD Y PLACER

Con una mayor disponibilidad de múltiples variedades y productos de cannabis, la búsqueda de diferentes efectos es ahora más factible que nunca. Si bien hemos abordado extensamente el modo de tratar las afecciones de salud crónicas o agudas, aún no hemos tocado el tema del uso recreativo o de consumir cannabis por puro placer. Algunas personas simplemente disfrutan de cómo las hace sentir el cannabis sin reparar en los beneficios adicionales para la salud.

Se ha comprobado que la risa es una buena medicina, y que consumir marihuana para reír o para sentirse bien mejora la sensación de bienestar general. Busque una variedad híbrida que proporcione un equilibrio adecuado entre euforia y relajación, como las galletas Girl Scout (con predominio de índica) o Jack Herer (con predominio de sativa).

A algunas personas las variedades de sativa –como Cinex, Sour Diesel y Green Crack– les resultan mentalmente estimulantes y les ayudan a concentrarse y ser a más productivas. Por otro lado, hay quienes prefieren un enfoque más relajado y una sensación de concentración proporcionada por variedades como Blueberry Headband o Goo. Un estado mental de relajación también ayuda a liberar la creatividad, ya que a menudo esta se ve obstaculizada por la autocrítica y la ansiedad del rendimiento.

ENVEJECER BIEN

A medida que envejecemos, experimentamos innumerables cambios en un nuestro cuerpo y nuestro cerebro. Las funciones corporales se ven afectadas, nuestra producción hormonal se torna irregular y los factores estresantes de la vida cotidiana pueden abocarnos a la enfermedad. A la vista de los bien documentados beneficios del cannabis y el CBD, no sorprende que cada vez sea mayor su consumo entre las personas de más de sesenta años.

Un estudio ha constatado el aumento del consumo de cannabis entre las personas que conviven con dos o más afecciones crónicas, y un incremento incluso mayor entre las personas aquejadas de depresión, todo lo cual podría, en algunos casos, atribuirse al proceso de envejecimiento. Con la legalización del cannabis y su disponibilidad cada vez en más lugares, es lógico que las personas mayores busquen los beneficios terapéuticos del cannabis y del CBD para reducir el consumo de medicamentos recetados que pueden tener efectos secundarios no deseados.

Otro estudio, que analizaba los patrones de consumo del cannabis entre los estadounidenses de cincuenta años o más, reportó un incremento de más del 70% entre los años 2006 y 2013. El 99% de las personas mayores encuestadas dijeron que recomendarían el cannabis a otras personas.

Aunque los mayores de sesenta años y las personas de la tercera edad pueden beneficiarse enormemente del cannabis, obtener los productos adecuados es difícil e incómodo. Entrar en una tienda por primera vez quizá no sea la idea que tiene una persona mayor

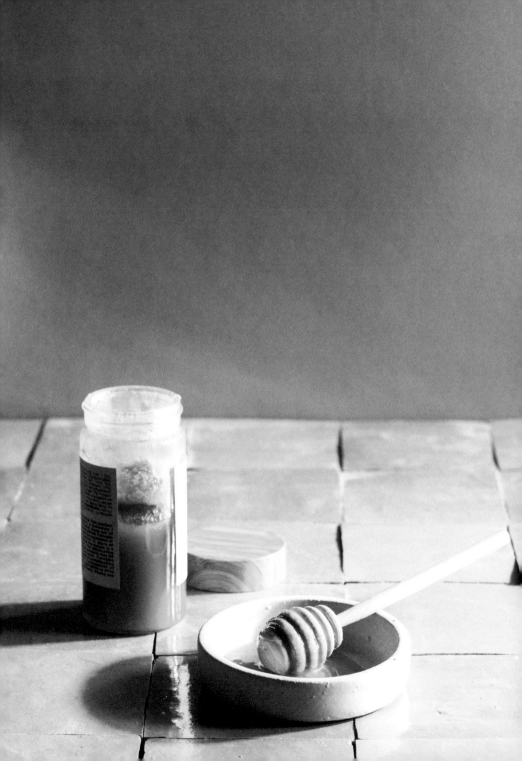

de pasar un rato agradable, aun a sabiendas de que esto podría resultar en un tratamiento eficaz para lo que la aqueja. Si usted tiene miedo de adquirir cannabis legal en una tienda, sepa que no está solo.

Documéntese y busque un dispensario en su ciudad con una imagen más sofisticada, o que ofrezca clases dirigidas especialmente a mayores. Los propietarios inteligentes de tiendas se dirigen al público de las asociaciones de jubilados o a los centros de personas mayores para atraer una clientela más madura. Vaya acompañado de un amigo en su primera visita a la tienda. ¡Se sorprenderá cuando entre y vea a muchos clientes con el cabello blanco y plateado! Además, dependiendo de dónde viva, como en algunas ciudades de California, es posible comprar productos de cannabis a través de un servicio de entrega, como Eaze, Sava y Goddess Deliver, y hacer que se lo lleven directamente a su casa.

Si se siente intimidado ante las muchas opciones de posibles productos, concéntrese en los más fáciles de dosificar y consumir, es decir, pastillas o tinturas. Las pastillas tienen poco o ningún sabor y se dosifican con precisión, aunque las tinturas pueden ser preferibles a la hora de aumentar o disminuir la dosis según sea aconsejable. Revise el tema de la microdosificación en el capítulo 8 a modo de introducción al consumo de THC con fines de salud y bienestar. Si busca el alivio de dolencias menos agudas, tomar CBD o tintura con una base de aceite es un comienzo más suave, pero también tardará varios días o semanas en percibir los efectos.

En el caso del dolor agudo, vapear es un método de aplicación muy rápido, pero puede que no nos atraiga la perspectiva de introducir algo en los pulmones y, además, nuestra tolerancia al humo puede haber disminuido con la edad. Las tinturas, las pastillas solubles, los aerosoles sublinguales u orales, o incluso las tiras para el aliento, son de acción rápida, sobre todo si llevan THC, y muy eficaces para reducir rápidamente el dolor agudo o la ansiedad.

Si es una persona mayor interesada en explorar el cannabis o el CBD en busca de salud y bienestar, también puede experimentar cierto nerviosismo al contárselo a su familia y amigos. Lo más probable es que, con los cambios de actitud en torno al cannabis, sean más receptivos de lo que usted cree. Muéstrese abierto y honesto con sus seres queridos y con sus proveedores de atención médica acerca de su consumo para que puedan ayudarlo cuando sea necesario y asegurarse de que no tome nada que interfiera negativamente con cualquier otra medicación.

Si cuida de alguien mayor que pueda beneficiarse del THC o el CBD, presentarle la idea del consumo puede suscitar bastante reticencia por su parte. Dele a conocer informes o estudios procedentes de fuentes que pueda reconocer y en las que confíe, como CNN o *Newsweek*. Cuando sepan que una figura pública recomienda el cannabis o el CBD, se sentirán más cómodos. Hágale saber que el doctor Sanjay Gupta, Bill Gates, Morgan Freeman, Danny DeVito, Danny Glover, Patrick Stewart, Montel Williams, Melissa Etheridge, Whoopi Goldberg, Susan Sarandon, Frances McDormand, Rick Steves y Ben & Jerry, los innovadores empresarios de helados, son todos partidarios de la legalización y el consumo de cannabis para uso médico, recreativo, o ambos.*

Debemos insistir nuevamente en que el cannabis no lo cura todo. A medida que envejezcamos y nos prescriban múltiples medicamentos, es posible que descubramos que el uso terapéutico del cannabis y el CBD permite aliviar los síntomas del envejecimiento y otras dolencias. Tenemos que cerciorarnos de que ni el cannabis ni el CBD interactúan negativamente con otros medicamentos que estemos tomando. Al introducir el cannabis y el CBD en nuestros hábitos de atención médica, podemos reducir la dependencia de muchos medicamentos y llevar una vida más feliz y saludable.

---

* El músico español Joaquín Sabina o el cantante colombiano Juanes han hecho declaraciones a favor del consumo de cannabis. [*N. del E.*]

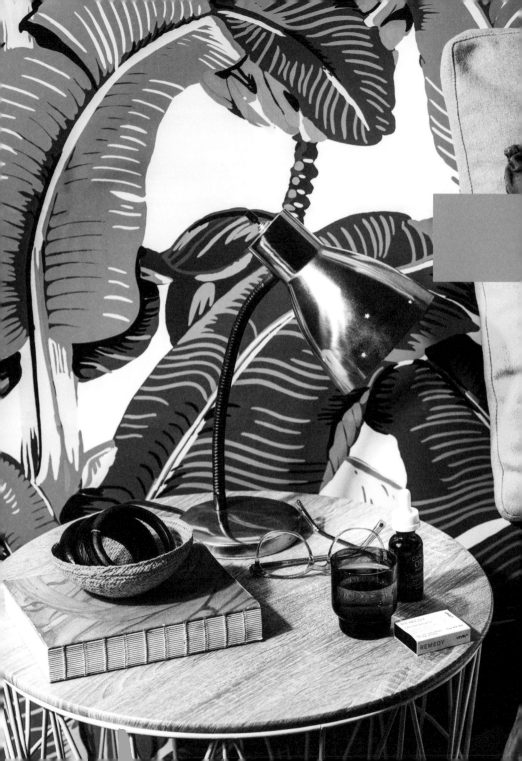

CAPÍTULO 13

El cannabis en el hogar

Ya hemos dicho antes que, en nuestra opinión, algún día el cannabis estará en todos los botiquines como solía estarlo en el pasado. A medida que cada vez más gobiernos legalizan el cannabis y el CBD, nos enfrentamos a la perspectiva de introducir el cannabis en nuestro hogar con fines recreativos, de salud y bienestar, o por todo lo anterior.

En este libro no hemos abordado la cuestión de utilizar cannabis para tratar a los niños aquejados de epilepsia y otras condiciones neurológicas, aunque es algo que ya están explorando algunas familias. Las cuestiones legales y médicas que rodean el tratamiento con cannabis para los más pequeños son demasiado complejas y ocuparían un libro entero, aunque es posible encontrar muchos recursos *online* que se ocupan de este tema.

En este último capítulo, vamos a tratar la cuestión de cómo utilizar el cannabis en casa de manera segura y responsable para obtener de la planta los máximos beneficios relacionados con la salud y el bienestar sin poner en peligro a nadie en nuestro hogar.

DIALOGAR

Ambas abogamos por entablar un diálogo abierto sobre el cannabis con los miembros de nuestro hogar, poniendo el énfasis en la investigación científica y en la información precisa y directa. Mantener conversaciones sobre el cannabis con todas las personas de la casa es fundamental para crear un ambiente seguro. La educación también contribuye a reducir la ansiedad asociada con cualquier estigma residual en torno al cannabis o el miedo a lo desconocido.

Empiece el proceso de integrar el cannabis en su hogar hablando con los adultos. Ya sea que vivamos con un compañero de cuarto, pareja, cónyuge, padre, pariente o amigo, tenemos que elaborar juntos un plan para mantener el cannabis fuera del alcance de los niños o de cualquier persona que no quiera consumir accidentalmente un producto que lo contenga. Elabore un plan para almacenar y etiquetar de manera adecuada los productos de cannabis para que la barra de chocolate medicada que se encuentra en el refrigerador no acabe en las manos y el estómago equivocados.

Si hay niños en casa, el siguiente paso es decidir cómo abordar con ellos el tema. Muy a menudo, esperamos para charlar con nuestros hijos sobre las drogas, al mismo tiempo que hablamos con ellos sobre el sexo, escogiendo el momento adecuado basándonos en cuándo creemos que pueden abordar el tema en la escuela o con sus compañeros. Hoy en día, debería hablarse del cannabis con niños de cualquier edad como parte de una conversación normal, pero siempre de manera apropiada para ellos.

Refiérase a la planta medicinal como cannabis y no como marihuana. También puede llamarla *medicina* si prefiere utilizar un término más familiar para los niños. Tratar el cannabis en el hogar de manera similar a como se tratan los medicamentos que se venden en la farmacia es un enfoque más preciso que llamarlo droga. El objetivo es procurar que el cannabis parezca más normal y menos intimidante.

Explique a sus hijos que a los adultos se les permite –o se les permitirá– consumir cannabis dependiendo de las leyes del lugar donde habiten. Si sus hijos son mayores –preadolescentes o adolescentes–, deben saber que, aunque la edad legal en su ciudad, estado, provincia o país sea de dieciocho, diecinueve o veintiún años, deben esperar hasta que su cerebro esté completamente desarrollado. Los neurocientíficos afirman que el cerebro humano se halla completamente formado alrededor de los veinticinco años de edad.

Con los jóvenes de más edad, podemos adoptar un enfoque más abierto y animarles a que primero nos consulten a nosotros para obtener información adicional si consideran que quieren probar el cannabis más pronto. La clave estriba en evitar que el cannabis parezca prohibido y misterioso, o algo que quieran probar por rebeldía. Las charlas sobre el cannabis en el hogar deben ser tan normales como decirles a los niños que no se acerquen al botiquín y que no tomen medicamentos que no son para ellos.

Como hemos mencionado, el lenguaje que utilicemos con nuestros hijos en una conversación abierta sobre el cannabis debe resultar adecuado para su edad. Cualquier niño en edad escolar escuchará cosas de sus compañeros, o verá cosas *online* sobre el cannabis, así que es posible empezar diciendo: «Quiero hablar contigo sobre el cannabis. ¿Qué sabes tú de eso?». Permita que sean ellos quienes orienten la conversación con sus respuestas. Calibre su nivel de conocimiento, luego recurra a una explicación básica sobre el cannabis basada en lo que ellos dicen saber y lo que usted cree que ellos deberían saber.

Busque *online* vídeos educativos apropiados para su edad sobre la faceta medicinal del cannabis y por qué es útil para la salud y el bienestar de las personas. No compare el cannabis con otras drogas, ni perpetúe el mito de que su consumo conduce a drogas más fuertes. Permita que sus hijos formulen cualquier pregunta que tengan y respóndales con paciencia y sin juzgarlos. Los niños necesitan comprobar que hablar sobre el cannabis con nosotros no tiene demasiada importancia y que estamos dispuestos a conversar con ellos sobre el tema de una manera relajada y sin prejuicios.

También puede mantener otra conversación con los padres de los niños que vienen a su casa o con los huéspedes. Si está seguro de que sus productos de cannabis están almacenados de forma segura, es probable que no tenga que abordar el tema. La mayoría de las personas no revelan el inventario de los productos alcohólicos que guardan en su casa o cómo los almacenan cuando alguien viene o se queda en casa. Debido a que el cannabis es más seguro que el alcohol, no hay ninguna razón de peso por la que usted tenga que hablar sobre su consumo privado. Si surge el tema o si le preguntan directamente, usted puede asegurar al otro padre que el alcohol, los medicamentos, el cannabis y cualquier otra sustancia se mantienen, bajo llave, fuera del alcance de los niños.

CONSUMIR CANNABIS CERCA DE SUS HIJOS

Si debemos o no consumir cannabis delante de nuestros hijos depende de varios factores, como su edad y su capacidad para entender lo que hacemos. Si utilizamos el cannabis para la salud, tomando la dosis adecuada en el momento correcto del día o de la noche, es importante mostrarles que el cannabis es una medicina. Si recurrimos a él como ayuda para dormir, por ejemplo, tiene sentido consumirlo durante la noche, una vez que los niños se hayan acostado. Si lo empleamos con fines recreativos, el consumo de cannabis debería parecer tan normal como beber una copa de vino o cerveza y, de manera similar, no debería ser consumido en exceso.

Si fumamos cannabis, es recomendable no hacerlo cerca de nuestros hijos por los perjuicios derivados de convertirlos en fumadores pasivos. Considere otras formas de consumo que puedan procurarle los efectos deseados sin generar subproductos nocivos. Tenemos que consumir cannabis de manera responsable y saber cómo reaccionan nuestro cuerpo y nuestro cerebro para ser capaces de responder a las demandas de nuestros hijos en cualquier momento.

Algunos padres que conocemos mantienen a la vista en casa diferentes accesorios relacionados con el cannabis. Aunque cada familia posee sus propias reglas y niveles de comodidad, debemos tener cuidado si empleamos vidrio, cerámica u otros accesorios que puedan romperse. Manténgalos fuera del alcance de los niños pequeños porque podrían tirarlos y lastimarse. Tenga cuidado también con cualquier cosa combustible que utilice para consumir cannabis. Los fósforos, encendedores o mecheros pueden caer en las manos equivocadas con resultados desastrosos.

Además de la cuestión de los niños, el consumo de cannabis con huéspedes u otros adultos que no lo consumen es algo que debemos considerar antes de hacerlo. Solo nosotros sabemos cómo nos sentimos y cómo reaccionamos cuando utilizamos cannabis. Si una situación requiere atención cuidadosa o implica el uso de maquinaria, o cualquier cosa que requiera equilibrio y destreza o reflejos rápidos, debemos pensarlo dos veces antes de consumir, a menos que tomemos una microdosis, y no hacerlo para provocar un estado mental alterado. Nunca hay que conducir bajo la influencia del THC.

ALMACENAR CANNABIS DE MANERA SEGURA

Para mantener el cannabis fuera del alcance de los niños o de los huéspedes desprevenidos, utilice algunas de las mismas técnicas que pone en práctica para evitar que sus hijos tengan acceso a medicamentos, ya sean recetados o de venta libre, con algunas medidas de seguridad adicionales. Trate el cannabis como lo haría con cualquier droga prescrita, alcohol, producto de limpieza u otra sustancia tóxica para los niños y las mascotas. Manténgalo fuera de su alcance y tome la precaución adicional de guardarlo bajo llave.

Cuando tenga cannabis en casa, guárdelo en una bolsa o caja de almacenamiento con cerradura para mayor seguridad y tranquilidad. Hay en el mercado muchas cajas y bolsas discretas, e incluso de diseño, que se cierran con llave y que podemos utilizar para mantener nuestros utensilios de cannabis fuera del alcance de los más pequeños. La flor de cannabis se conserva más fresca en recipientes herméticos que impiden el paso de la luz, como un frasco de silicona, una botella de vidrio coloreado o una caja de metal. También podemos utilizar un recipiente que no se cierre con llave, pero que sea hermético, y almacenarlo en uno más grande que sí que se cierre con llave. Los concentrados y tinturas se degradan con el tiempo, así que manténgalos en el cartucho o en la botella original, guárdelos en una caja con cerradura y colóquelos en un armario fresco y seco.

Lo que no debemos hacer es enfriar las tinturas, pero podemos congelar los concentrados si tenemos cuidado de mantenerlos a salvo de la humedad y prevenimos la condensación. Una técnica sencilla para congelar concentrados es envolverlos en papel de pergamino, colocarlos en una bolsa de congelación con cierre o sellarlos al vacío y luego guardarlos en un recipiente hermético de vidrio. La mayoría de las veces, no adquiriremos una gran cantidad de una forma concentrada de cannabis, de manera que no tendremos que almacenarla durante mucho tiempo.

Los comestibles pueden almacenarse durante varios días, o durante una semana o dos en la nevera, o durante varios meses en el congelador, pero asegúrese de emplear para ello un contenedor hermético. Es adecuado utilizar plástico en la nevera o en el congelador, y siempre y cuando los comestibles que guarda estén sellados individualmente en un envase hermético, su dispositivo de almacenamiento con cierre no tiene por qué ser también hermético.

Aun cuando mantenga conversaciones abiertas con sus hijos sobre el cannabis, no debería ser accesible para ellos, no importa su edad. Todos los comestibles deben estar debidamente marcados. Etiquete sus comestibles y productos de cannabis, tanto si los elabora usted mismo como si los compra, con el símbolo de una cruz verde reconocible. La compañía Cannacals fabrica calcomanías y etiquetas para contenedores de cannabis y productos horneados que son útiles para su etiquetado.

Con independencia del modo en que consumamos el cannabis, lo más importante es el uso de medidas de seguridad y estar disponibles y tener la cabeza despejada cuando resulte necesario. La seguridad es lo primero.

Cannabis, CBD y mascotas

Hemos hablado mucho sobre el uso del cannabis o el CBD para las personas, pero ¿qué ocurre con nuestras mascotas? Los principales receptores cannabinoides de nuestro cuerpo también se encuentran en mamíferos, aves, reptiles y peces. Aunque no se recomienda el THC para las mascotas, existen productos de CBD prescritos específicamente para caballos, perros y gatos.

Los productos de CBD para mascotas se venden para el alivio del dolor de cadera y articulaciones, alivio de la ansiedad, reducción de las convulsiones, alivio del dolor causado por el glaucoma, relajación e incluso como apoyo para el cáncer. El CBD puede combinarse con cúrcuma, glucosamina y condroitina para el dolor de cadera y articulaciones, o con jengibre y orégano para la relajación. Los productos a menudo se comercializan en forma de aceites o cápsulas administradas por vía oral, cremas tópicas para aplicar a los músculos y las articulaciones doloridas y caramelos comestibles como masticables y galletas.

No le dé a su mascota una dosis humana de CBD. Consulte primero con su veterinario y, si no está bien informado o no es receptivo al uso del CBD, busque un veterinario holístico que sí lo sea.

El THC puede ser tóxico para su mascota dependiendo de su tamaño y de cuánto THC consuma. Si su mascota consume accidentalmente productos de cannabis con alto contenido en THC, póngase en contacto de inmediato con su veterinario. Puede inducir el vómito o darle a su mascota tabletas de carbón activado para tratar de reducir los efectos del THC. ¡El objetivo es tener una mascota sana, no una mascota colocada!

AL FINAL DE LA JORNADA

Nuestro objetivo al escribir este libro no es decir que el cannabis es la cura para todos los males, lo que no es en absoluto cierto. La razón de este libro es que hay demasiada desinformación al respecto. Optar por consumir cannabis es una decisión personal en cuanto a por qué y cómo utilizarlo. Si bien el cannabis puede ser consumido socialmente, tomarlo para mejorar la salud y el bienestar suele ser una cuestión mucho más privada e íntima. El lugar en el que vivamos normalmente dictará si podemos o no acceder al cannabis y consumirlo legalmente.

Esperamos que este libro le abra los ojos a la ciencia que hay detrás de la planta de cannabis y a cómo y por qué afecta a nuestro cuerpo y nuestro cerebro. Intentar ser una persona sana, feliz y relajada es una buena opción, sin importar cómo veamos las cosas. Como ya hemos señalado, además de nutrirnos y fortalecernos para lidiar mejor con los factores estresantes de la vida, el cannabis es capaz de abordar de manera eficaz diversas condiciones físicas y mentales que son un obstáculo para aumentar nuestra calidad de vida. Al final de nuestra jornada, ¿qué más podríamos pedir?

Agradecimientos

No habríamos escrito este libro sin la colaboración de nuestros animadores personales y de nuestros colegas profesionales, quienes trabajan a diario para ayudar a gente de todo el mundo a sanar gracias al uso consciente del cannabis.

Un fuerte abrazo a Kait Heacock, nuestra constante y talentosa asistente editorial.

Nuestro más sincero agradecimiento al equipo de Ten Speed Press, incluyendo a Julie Bennett, Ashley Pierce, Ashley Lima, Emma Campion, Windy Dorresteyn, David Hawk, Dan Myers y Aaron Wehner.

DE ALIZA

Gracias a mi querida y paciente familia: Greg, Noa y Josiah, así como a mis queridos amigos y socios de Ellementa, Melissa Pierce y Ashley Kingsley, y también al equipo de Ellementa y los responsables locales. No lo habría conseguido sin vuestra ayuda. También un agradecimiento muy especial al doctor Robert Flannery (doctor Robb) por su experiencia, así como a los amigos de Hey Lo por sus sugerencias sobre los terpenos.

DE JUNELLA

A mi familia y a mis hijos, por su paciencia, sabiduría y amoroso aliento. Gracias por apoyarme en todo lo que hago. Me gustaría extender mi más sincera gratitud a mis pacientes. Estoy sumamente agradecida por la extraordinaria generosidad que han demostrado quienes me han permitido compartir sus historias sobre su experiencia con la medicación.

Acerca de las autoras

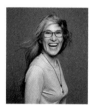

ALIZA SHERMAN es cofundadora de Ellementa, una red de mujeres en rápido crecimiento centrada en la salud, el bienestar y el cannabis. Es autora de doce libros y ha aparecido en *USA Today, U.S. News & World Report, People, Time, Newsweek, Fast Company* y *Forbes*, así como en la CNN y CNBC.

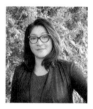

La doctora JUNELLA CHIN es médico osteópata, fundadora y directora de MedLeafRX (consulta de medicina integral con sede en California y Nueva York) y directora educativa de la Association of Cannabis Specialists. Ha aparecido en Jude Medical, Cornell Tech, *USA Today* y *Today* de la NBC, defendiendo, durante más de una década, una mejor comprensión de la ciencia en apoyo del uso medicinal del cannabis.

Bibliografía

Aamodt, Sandra, entrevista por Tony Cox, «Brain Maturity Extends Well Beyond Teen Years», National Public Radio, 10 de octubre de 2011, www.npr.org/templates/story/story.php?storyId=141164708

Aldrich, Michael R. «Tantric Cannabis Use in India», *Journal of Psychedelic Drugs* 9, n.º 3 (1977), págs. 227–233, doi:10.1080/02791072.197 7.10472053.

Armstrong, Blake. «How Much CBD Should I Give My Dog?» *Cannabis for Pets*, cannabissupplementsforpets.com/cbd-oil-dosage-for-dogs-and-cats.

Ashton, Heather. «Adverse Effects of Cannabis», *Adverse Drug Reaction Bulletin*, 216, (2002), págs. 827–830.

Ben-Shabat, Shimon, *et al.* «An Entourage Effect: Inactive Endogenous Fatty Acid Glycerol Esters Enhance 2-Arachidonoyl-Glycerol Cannabinoid Activity», *European Journal of Pharmacology* 353, n.º 1 (1998), págs. 23–31, doi:10.1016/s0014-2999(98)00392-6.

Bluett, R.J., *et al.* «Central Anandamide Deficiency Predicts Stress-Induced Anxiety: Behavioral Reversal through Endocannabinoid Augmentation», *Translational Psychiatry* 4, n.º 7 (2014) doi:10.1038/tp.2014.53.

Cabral, G.A. y L. Griffin-Thomas. «Emerging Role of the CB2 Cannabinoid Receptor in Immune Regulation and Therapeutic Prospects», *Expert Reviews in Molecular Medicine*, U.S. National Library of Medicine, 20 de enero de 2009, www.ncbi.nlm.nih.gov/pmc/articles/PMC2768535.

«Cannabinoid Nanoparticles, Hydrogel Combo Bolster Glaucoma Drops?» *American Optometric Association*, 20 de abril de 2018, www.aoa.org/news/clinical-eye-care/glaucomacannabinoid-np-drop.

«Cannabis as Medicine? More and More Baby Boomers Think So», *The Spokesman-Review*, 17 de agosto de 2018, www.spokesman.com/stories/2018/aug/12/baby-boomers-turningcannabis-medicine.

«Cannabis Use and Youth: A Parent's Guide», *What's the Difference between Anxiety and Stress?*, www.heretohelp.bc.ca/workbook/cannabis-use-and-youth-a-parents-guide.

«Cannabis Use, Cautions, Contraindications», *Medicinal Cannabis*, 3 de octubre de 2010, medicalcbd.wordpress.com/marijuanause-cautions-and-contraindications.

Childs, Emma, *et al.* «Dose-Related Effects of Delta-9-THC on Emotional Responses to Acute Psychosocial Stress», *Drug and Alcohol Dependence* 177 (2017), págs. 136–144, doi:10.1016/j.drugalcdep.2017.03.030.

Dittner, Antonia. «Cognitive-Behavioural Therapy (CBT) for Adult Attention Deficit Hyperactivity Disorder (ADHD): a Randomised Controlled Trial», doi.org/10.1186/ISRCTN03732556.

Dlugos, Andrea, *et al.* «Acute Stress Increases Circulating Anandamide and Other N-Acylethanolamines in Healthy Humans», *Neuropsychopharmacology* 37, n.º 11 (2012), págs. 2416–2427, doi:10.1038/npp.2012.100.

Fernández-Ruiz, Javier, *et al.* «Cannabidiol for Neurodegenerative Disorders: Important New Clinical Applications for This Phytocannabinoid?» *British Journal of Clinical Pharmacology* 75, n.º 2 (2013), págs. 323–333, doi:10.1111/j.1365-2125.2012.04341.x.

Fine, Perry G. y Mark J. Rosenfeld. «The Endocannabinoid System, Cannabinoids, and Pain», *Rambam Maimonides Medical Journal*, 4, n.º 4 (2013) doi:10.5041/rmmj.10129.

Gable, Robert S. «Comparison of Acute Lethal Toxicity of Commonly Abused Psychoactive Substances», *Addiction*, 99, n.º 6 (2004) 686–696, doi:10.1111/j.1360-0443.2004.00744.x.

Gertsch, J., *et al.* «Phytocannabinoids beyond the Cannabis Plant—Do They Exist?», *British Journal of Pharmacology*, U.S. National Library of Medicine, (2010): 523–529 www.ncbi.nlm.nih.gov/pubmed/20590562.

Gordon, Serena. «Medical Marijuana a Hit with Seniors», *Consumer HealthDay*, 5 de julio de 2018, consumer.healthday.com/public-health-information-30/marijuana-news-759/medical-marijuana-a-hit-with-seniors-735432.html.

«GPCR», *Nature News*, Nature Publishing Group, 2014, www.nature.com/scitable/ebooks/essentials-of-cell-biology-14749010/122997540.

Head, Kathi. «Endocannabinoid System 101», *Take 5 Daily*, Thorne Magazine, 6 de abril de 2018, www.thorne.com/take-5-daily/article/endocannabinoid-system-101.

Hill, Kevin P., *et al.* «Cannabis and Pain: A Clinical Review», *Cannabis and Cannabinoid Research* 2, n.º 1 (2017): 96–104, doi:10.1089/can.2017.0017.

Hossain, Mohammad, *et al.* «Chemical Analysis of Extracts from Newfoundland Berries and Potential Neuroprotective Effects», *Antioxidants*, 5, n.º 4 (2016): 36, doi:10.3390/antiox5040036.

Howlett, Allyn, *et al.* «CB1 Cannabinoid Receptors and Their Associated Proteins», *Current Medicinal Chemistry*, 17, n.º 14 (2010): 1382–1393, doi:10.2174/092986710790980023.

«How Your Endocannabinoid System Can Jump Start Your Sex Life», *Emerald Health Bioceuticals*, emeraldhealthbio.com/blogs/news/how-your-endocannabinoid-system-can-jump-start-your-sex-life.

Isakson, Peter. «Cyclooxygenase-2: A Novel Target for Safer Anti-Inflammatory Drugs», *Side Effects of Anti-Inflammatory Drugs IV* (1997): 339–340, doi:10.1007/978-94-011-5394-2_48.

Jacques, Jacqueline. «Understanding the Phytocannabinoids», *Take 5 Daily: A Thorne Magazine*, 11 de mayo de 2018, www.thorne.com/take-5-daily/article/understanding-the-phytocannabinoids.

Johnson, Renée. *Hemp as an Agricultural Commodity*. Congressional Research Service, 2018.

Johnson, Sara B., *et al.* «Adolescent Maturity and the Brain: The Promise and Pitfalls of Neuroscience Research in Adolescent Health Policy», *Journal of Adolescent Health* 45, n.º 3 (2009): 216–221, doi:10.1016/j.jadohealth.2009.05.016.

Katchan, Valeria, *et al.* «Cannabinoids and Autoimmune Diseases: A Systematic Review», *Autoimmunity Reviews*, 15, n.º 6 (2016): 513–528, doi:10.1016/j.autrev.2016.02.008.

Komorowski, J., y H Stepień. «The Role of the Endocannabinoid System in the Regulation of Endocrine Function and in the Control of Energy Balance in Humans», *Postepy Higieny i Medycyny Doswiadczalnej (Online)*, U.S. National Library of Medicine, (2007) www.ncbi.nlm.nih.gov/pubmed/17369778.

Krier, Joel, *et al.* «Reclassification of Genetic-Based Risk Predictions as GWAS Data Accumulate», *Genome Medicine* 8, n.º 1 (2016) doi:10.1186/s13073-016-0272-5.

Larsen, Dana. «Canada's Shocking Waste of Medical Cannabis», *Vancouver Sun*, 7 de julio de 2014, vancouversun.com/news/community-blogs/canadas-shocking-waste-of-medical-cannabis.

«Learn About Terpenes», *SC Labs*, www.sclabs.com/terpenes.

Lee, Martin A. «Single Compound vs. Whole Plant CBD», *Project CBD: Medical Marijuana & Cannabinoid Science*, 22 de febrero de 2015, www.projectcbd.org/science/cannabis-pharmacology/single-compound-vs-whole-plant-cbd.

Lloyd, Shawnta L., y Catherine W. Striley. «Marijuana Use Among Adults 50 Years or Older in the 21st Century», *Gerontology and Geriatric Medicine* 4, (2018): 233372141878166, doi:10.1177/2333721418781668.

Mackie, Kenneth. «Faculty of 1000 Evaluation for Reversible and Regionally Selective Downregulation of Brain Cannabinoid CB (1) Receptors in Chronic Daily Cannabis Smokers», *F1000–Post-Publication Peer Review of the Biomedical Literature*, 2011, doi:10.3410 /f.12160957.13320055.

«Marijuana Use Continues to Grow among Baby Boomers», *ScienceDaily*, 6 de septiembre de 2018, www.sciencedaily.com/ releases/2018/09/180906100458.htm.

«Medical Marijuana Could Reduce Opioid Use in Older Adults, Study Finds», *Culture of C.A.R.E. | Northwell Health*, www.northwell.edu/about/ news/press-releases/medical-marijuana-couldreduce-opioid-use-older-adults-study-finds.

«Medicinal Properties of Terpenes Found in Cannabis Sativa and Humulus Lupulus», *NeuroImage*, Academic Press, 4 de agosto de 2018, www.sciencedirect.com/science/article/ pii/S0223523418306408.

Naidu, P.S., *et al.* «Synergy between Enzyme Inhibitors of Fatty Acid Amide Hydrolase and Cyclooxygenase in Visceral Nociception», *Journal of Pharmacology and Experimental Therapeutics* 329, n.º 1 (2008), págs. 48–56, doi: 10.1124/jpet.108.143487.

Nelson, Kristine A. y Declan Walsh. «The Use of Cannabinoids in Palliative Medicine», *Progress in Palliative Care* 6, n.º 5 (1998), págs. 160–163, doi: 10.1080/09699260.1998.11746811.

Niazy, Esmail M. «Influence of Oleic Acid and Other Permeation Promoters on Transdermal Delivery of Dihydroergotamine through Rabbit Skin», *International Journal of Pharmaceutics*, 67, n.º 1 (1991), págs. 97–100, doi:10.1016/0378-5173(91)90269-t.

NYU Langone Medical Center. «Brain-imaging study links cannabinoid receptors to posttraumatic stress disorder: First pharmaceutical treatment for PTSD within reach», *ScienceDaily*, 14 de mayo de 2013, *www.sciencedaily.com/ releases/2013/05/130514085016.htm*

Olah, Attila, *et al.* «Targeting Cannabinoid Signaling in the Immune System: 'High'-Ly Exciting Questions, Possibilities, and Challenges», *Frontiers in Immunology*, 8 (2017): doi:10.3389/fimmu.2017.01487.

«Opioid Overdose», Centers for Disease Control and Prevention, 30 de agosto de 2017, www. cdc.gov/drugoverdose/data/prescribing.html.

Pacher, Pal, *et al.* «The Endocannabinoid System as an Emerging Target of Pharmacotherapy», *Pharmacological Reviews*, U.S. National Library of Medicine, septiembre de 2006, www.ncbi. nlm.nih.gov/pmc/articles/PMC2241751/.

Parker, Linda A., *et al.* «Regulation of Nausea and Vomiting by Cannabinoids», *British Journal of Pharmacology* 163, n.º 7 (2011), págs. 1411-1422, doi:10.1111/j.1476–5381.2010.01176.x.

Pertwee, Roger G. «Cannabinoid Pharmacology: The First 66 Years», *British Journal of Pharmacology*, Nature Publishing Group, enero de 2006, www.ncbi.nlm.nih.gov/pmc/articles/ PMC1760722/.

«Plants Other Than Cannabis That Produce Cannabinoids», *Royal Queen Seeds*, 8 de diciembre de 2017, www.royalqueenseeds. com/blogplants-other-than-cannabis-that-producecannabinoids-n714.

Prasanthi, D. y Pk Lakshmi. «Terpenes: Effect of Lipophilicity in Enhancing Transdermal Delivery of Alfuzosin Hydrochloride», *Journal of Advanced Pharmaceutical Technology & Research* 3, n.º 4 (2012), pág. 216, doi:10.4103/2231–4040.104712.

Rieder, Michael J. «Is the Medical Use of Cannabis a Therapeutic Option for Children?». *Paediatrics & Child Health* 21, n.º 1 (2016), págs. 31–34, doi:10.1093/pch/21.1.31.

Russo, Ethan B., *et al.* «Phytochemical and Genetic Analyses of Ancient Cannabis from Central Asia», *Journal of Experimental Botany* 59, n.º 15 (2008), págs. 4171–4182, doi:10.1093/ jxb/ern260.

Russo, Ethan. «Cannabinoids in the Management of Difficult to Treat Pain», *Therapeutics and Clinical Risk Management* 4 (2008), págs. 245-259, doi:10.2147/tcrm.s1928.

—«Cannabis Treatments in Obstetrics and Gynecology: A Historical Review», *Journal of Cannabis Therapeutics*, 2, n.º 3–4 (2002), págs. 5–35, doi:10.1300/j175v02n03_02.

—«Taming THC: Potential Cannabis Synergy and Phytocannabinoid-Terpenoid Entourage Effects», *British Journal of Pharmacology*, 163, n.º 7 (2011), págs. 1344–1364, doi:10.1111/j.1476-5381.2011.01238.x.

Schug, Stephan. «Faculty of 1000 Evaluation for Efficacy and Adverse Effects of Buprenorphine in Acute Pain Management: Systematic Review and Meta-Analysis of Randomised Controlled Trials», *F1000-Post-Publication Peer Review of the Biomedical Literature*, 2018, doi:10.3410/f.732927620.793546380.

Sharma, Charu, *et al.* «Small Molecules from Nature Targeting G-Protein Coupled Cannabinoid Receptors: Potential Leads for Drug Discovery and Development», *Evidence-Based Complementary and Alternative Medicine*, 2015 (2015), págs. 1–26, doi:10.1155/2015/238482.

Sulak, Dustin. «NORML-Working to Reform Marijuana Laws», *The National Organization for the Reform of Marijuana Laws*, norml.org/library/item/introduction-to-theendocannabinoid-system.

Sun, Andrew J. y Michael L. Eisenberg. «Association Between Marijuana Use and Sexual Frequency in the United States: A Population-Based Study», *The Journal of Sexual Medicine* 14, n.º 11 (2017), págs. 1342–1347, doi:10.1016/j.jsxm.2017.09.005.

Tambaro, Simone, y Marco Bortolato. «Cannabinoid-Related Agents in the Treatment of Anxiety Disorders: Current Knowledge and Future Perspectives», *Recent Patents on CNS Drug Discovery* 7, n.º 1 (2012), págs. 25–40, doi:10.2174/157488912798842269.

Turner, S. E., *et al.* «Molecular Pharmacology of Phytocannabinoids», *Progress in the Chemistry of Organic Natural Products*, U.S. National Library of Medicine, 2017, www.ncbi.nlm.nih.gov/pubmed/28120231.

Tzadok, Michal, *et al.* «CBD-Enriched Medical Cannabis for Intractable Pediatric Epilepsy», *Seizure* 35 (2016), págs. 41–44, doi:10.1016/j.seizure.2016.01.004.

Vinod, K. Yaragudri y Basalingappa L. Hungund. «Role of the Endocannabinoid System in Depression and Suicide», *Trends in Pharmacological Sciences* 27, n.º 10 (2006), págs. 539–545, doi:10.1016/j.tips.2006.08.006.

Wang, D. «The Essential Role of G Protein-Coupled Receptor (GPCR) Signaling in Regulating T Cell Immunity», *Immunopharmacology and Immunotoxicology*, U.S. National Library of Medicine (junio de 2018), www.ncbi.nlm.nih.gov/pubmed/29433403.

Ward, Sara Jane, y Ellen A. Walker. «Sex and Cannabinoid CB1 Genotype Differentiate Palatable Food and Cocaine Self-Administration Behaviors in Mice», *Behavioural Pharmacology* 20, n.º 7 (2009), págs. 605–613, doi:10.1097/fbp.0b013e328331ba30.

Wu, Brian. «Marijuana and Erectile Dysfunction: What Is the Connection?», *Medical News Today*, MediLexicon International, 9 de agosto de 2018, www.medicalnewstoday.com/articles/317104.php.

Índice

Título original: CANNABIS & CBD FOR HEALTH & WELLNESS
   An Essential Guide for Using Nature's Medicine to Relieve Stress, Anxiety, Chronic Pain, Inflammation, and more by Aliza Sherman and Dr. Junella Chin

Texto © 2019 by Aliza Sherman
Fotografías © 2019 by Erin Scott

Traducción publicada por acuerdo con Ten Speed Press, un sello de Random House, una división de Penguin Random House LLC

© 2020 by Editorial Kairós, S.A.
   Numancia 117-121, 08029 Barcelona, España
   www.editorialkairos.com

© de la traducción del inglés al castellano: Fernando Mora

Fotocomposición: Moelmo, S.C.P. 08009 Barcelona
Revisión: Amelia Padilla
Foto cubierta: Erin Scott
Impresión y encuadernación: Índice. 08040 Barcelona

Primera edición: Marzo 2020
ISBN: 978-84-9988-751-7
Depósito legal: B 2848-2020